シリーズ
考える杖

関係障害論

—老人を縛らないために—

三好春樹

円窓社

介護職は考える杖である

新装版によせて

「考える杖シリーズ」の、第一作目に私の『関係障害論』が選ばれることを喜んでいます。

医療やリハビリの本は、あっという間に古くなります。でも、介護の本は古くなりません。〈老い〉は、いつの時代でも変わらないからです。

私の『関係障害論』には、「三好さんの本のなかでは、あれがいちばんいい」と言ってくれる人がたくさんいます。

でもそれじゃ、進歩していないと言われてるみたいですけれど、私にはその気持ちがよく判るのです。

というのも、この本は特別で、自分自身を納得させるために書いた本なんです。介護の現場で起こっている豊かなことが、どうも言語化されていない、それをなんとか表現できないか、と思って書いた、というより語ったのがこの本なんです。

〈老い〉が変わらないように、〈老い〉に関わる介護も変わらないのでしょう。若い介護職が、こんな昔の本を面白がってくれるのも、老人介護という世界の持っている普遍性を示していると思います。

と同時に、いまだに、「介護現場の豊かさが表現されていない」ことを感じている介護職がいるということでもあります。そんな介護職に新装版を届けることができてうれしい限りです。

本書は、一九九七年に出版されたものを、新装版として刊行しました。若干の訂正は施したものの、あえて、ほとんど当時と同じ表現をそのまま使うこととしました。本もまた、その時代の関係性の中に存在していると考えるからです。

二〇一八年一〇月七日　三好春樹

関係障害論　目次――

◎新装版によせて……4

第1章　なぜ「関係障害論」なのか……13

なぜ老人を「抑制」してしまうのか／「嫉妬妄想」と呼ばれるケースから
「専門家に相談」は正しいか／〝原因は関係〟という仮説を立てる
〝関係〟による問題は〝関係〟で治す／一方的関係が権力を生む
防衛機制の先取り／関係を豊かにする／関係を相互的にするとは
関係は精神を変える／オムツになってしまったKさん
オムツ体験をしてみると／「オムツの中にしていいのよ」
もし認知症老人だったら／「アヴェロンの野生児」を読んでみる
人間の目が光る？／介護状況が作ったものは介護で治す

回復していく皮膚感覚と尿意／〝関係〟は感覚と身体を変える
なぜ「社会」や「環境」ではなくて〝関係〟なのか

第2章 関係の出発点は私自身……75

緊急入園のM・Hさん／家庭復帰できるんじゃないか
一転して〝問題老人〟に／他の老人にも迷惑が
M・Hさん対策会議／〝悪口〟の後に同情論
ハト派とタカ派は非妥協的／曖昧《あいまい》さを引き受ける度量
具体的プランは二つだけ／なぜこんな不思議なことが
会議を察知した？／何かが変わったはず
ケース会議を開く前に問題解決／M・Hさんの問題点
老人のいい点を見つけ出す／ネガをポジに転化する
〝わがまま〟は天真爛漫／いい点が出てくる場面づくり
天国か地獄か／老いのマイナスイメージをプラスに
〝高齢〟は阻害因子／〝陳旧例〟は相手にしない

八〇過ぎたら生き仏／〝寝たきり〟だってプラスになる
ゆとりを持って手足を縛る？／寮母さんへ三つのお願い
自分をとおして関係を開いていく

第3章　〝関係〟のとらえ方と構造

〝関係〟のとらえ方と構造……145
従来の〝関係〟のとらえ方―足し算の関係論―／専門家が関係障害を作る
従来の関係論は手術室の関係論／私たちが提案する掛け算の関係論
ピアジェとマズローをちゃんと批判しなくては
食べて出すこと自体に意味はないのか
〝いま、ここ〟に自己実現はある／進歩主義者は老いとつきあえない
〝関係〟の内部の構造は？／もう一つの大切な関係
吉本隆明の幻想論がヒント／〝自分自身との関係〟とは？
三つの軸で関係を捉えてみよう

第4章　関係を評価するということ……………179
現実の老いを見ようとしない／「野蛮」を「未開」と言い換えた進歩主義
野生の思考と栽培の思考／ケアの第一印象は〝遅れた世界〟
人を関係の中で見る／関係の評価法を手に入れよう
関係世界を立体で表す／個性的な老人を立体で表してみる
障害と老化に弱いのは？／社会的関係の喪失
家族的関係の変容／自分との関係は世間と身内で決まる
「ぼくは寂しいんです」／芝居のつもりが本気になって
関係的世界への回帰／さあ、関係づくりを始めよう
雰囲気で感じとる／自然にできる任務分担
自分との関係は〝目〟でわかる／難しい家族関係からのアプローチ
新たな社会的関係をつくり出す／家族関係が変化してくる

第5章　デイサービスの原則……241

竹内先生の三原則／法律は融通が効くようにつくられている
訪問なきデイは軽い人ばかり／家に行って初めてわかったこと
送迎は一日二回の訪問活動／魚と海は切り離せない
「無愛想」が威厳に／重症者から、重症者中心に
初めて来た人をその日の中心に／レクリエーションの個別化
不利な条件を逆手にとれ／送迎がないからこそ
どうしたら来てくれるか／なぜ、ばあさんにもてるんだろう
封建的な意識をどうするか／送迎者が村中をぐるぐる
試合はもう始まっている

第6章　関係づくりのリハビリ……285

呆けを受け入れないデイなんて／呆けの人こそ〝関係〟が有効

関わる前に分類するな／現場からつくりあげたシステム
意欲は関係がつくる／地域が変わってくる
外にでるからスロープができる、逆じゃない／関係論的アプローチを
関係論としての「生活臨床」／関係論なき生活論の破綻
老いをめぐる関係障害／より自然に近い存在／スキンシップの実技

別　章……321

1 純粋ナースコール
2 私たちの倫理の由来
3 〝メサイヤ・コンプレックス〟の罠

◎僕らは人間をリアルに見ているだろうか　後書きにかえて……338

第1章
なぜ「関係障害論」なのか

“関係”は人を崩壊させる力を持っている。もちろん、
“関係”は人を癒し、人間復帰させる力も持っている。

なぜ老人を「抑制」してしまうのか

「関係障害」について話していく上で、いちばん最初の問題意識は、なぜ老人が縛られなければいけないのか、ということです。なぜ老人はベッドの上で縛られてしまうのか。そのことを〝抑制〟という言葉で言い表していますが、そもそも抑制という言い方は、専門用語を使って実態をおおい隠しているような感じがします。たとえば車イスに縛りつけている用具を、私たちは〝抑制帯〟あるいは〝保護バンド〟といった呼び方をしていますが、要するに縛りつけているわけです。それをどうすればなくせるのか、と私自身はずっと考えてきました。

なぜ縛るのかというと、たとえば、食事をしないからということで、鼻からチューブを入れて流動食を流しこむということになります。そうすると老人は痛いわけです。当然違和感がありますから、それを引き抜きます。引き抜くと栄養が足りなくなるからということで、手足を縛ってしまうということになります。あるいは、点滴をするとそれを引き抜く、あるいは外れるからといって、手足を縛られてしまうわけです。

それに対して、口から食べるためにはいったいどうすればいいのか、あるいは、いまチューブになっている人に、口から食べてもらうにはどうしたらいいのかという具体的な方法論を、『介護覚え書』（医学書院、一九九二年刊）や『生活障害論』（雲母書房）といった本などで展開してきました。もちろんそれで十分だとは思いませんが、一応そこまでやっていただくと、チューブの人のだいたい九割は外れるはずだ、という方法論を提起してきたつもりです。さらには、オムツをしていて、オムツを引っ張り出して不潔行為をするから縛るのだという方には、それじゃあオムツをしなければいいじゃないかということで、オムツ外しの方法論も提起してきました。オムツ外しという言葉だけが一人歩きをして、とにかく外せばいいだろうという変なケアも生まれたということもありますが、これもまた特別養護老人ホームでも老人病院でも、九割の方が外れたという実績をあげてきています。

そういう具体的な方法論がわからなくて、やむなく縛っているということももちろんあるのだろうとは思います。しかし、もう一歩踏み込んで、ハウツウとか、具体的な方法論というだけではなくて、そういう私たちの老人観とか人間観みたいなもの、私たちの無意識のところにあるものが変わっていかないと、どうしても老人を縛ってしまうということになってしまう。

なぜ手足を縛る前に、なにか他に方法があるのではないかということを発想していけないのかという問題を考えますと、どうしても人間を捉える目みたいなものが変わらなければならないだろう、と考えているのです。それは、私たちが無意識にもっている人間観みたいなものにかなり支配されているような気がします。

つまり、「関係」という目に見えないものをどう見て、評価して、創り出していけば良いのか。私たち近代科学の中で教育を受けてきた者が、どこかで見落としている部分があり、それは人間にとって大事な部分なのではないかと感じていて、その科学の最先端の部分、医療とか看護とかリハビリという部分で、いちばんそれが端的に現われているのが、「関係の障害」としての老人の〝抑制〟という形ではないかというのが、私自身の問題意識です。

「嫉妬妄想」と呼ばれるケースから

私がこの世界に入ったのは、いまから二十一年前〔＊編注〕です。施設に四年半、それから理学療法士（ＰＴ）の養成校に行って、ふたたび施設に勤めながら、保健婦さんから引っ張り出されて在宅のケースに関わるようになりました。ちょうど老人保健法ができた頃で、寝たきり老人の訪問指導をしなくてはいけないというわけです。

いまは広島市に合併されましたが、当時は五日市町という人口が一〇万人以上もいる町で、そこの社会福祉協議会の嘱託という形で雇っていただいて、保健婦さんや社協の専門員と同行訪問を始めました。そこの社協は、自主財源をもっていたこともあり、非常にいい仕事をさせていただきました。年間、たとえば二〇〇万円なら二〇〇万円の予算を貸出用品の費用として充て、なにを買ってもいいのです。実際に訪問して、この人にはこれが必要だとなれば、それを買ってくるというやり方をしました。最初から貸出用品が決まっているわけではなくて、必要なものがあれば買ってこれるんです。場合によっては電動リフトがあったほうがいいというケースもあり、そのときは二〇万円くらいかけてもそこに貸し出してしまうというやり方をしました。

二年くらいすると、あとはだいたい介護用品が回ってきますから、どんどん回転していくようになります。その後は作業療法士（ＯＴ）の方に後を継いでやっていただくことにしました。

そのときに、次のようなケースにぶつかりました。インテリのお父さんが五年前に脳卒中で倒れています。現在の東工大を出られて、一部上場企業の技術者として工場長までやったという方でした。歩けないこともないのですが、当時のことですから、家で寝たきりになっていらっしゃるという状態でした。持ち家でお金はあります。着物の似合う上品な奥さんが、それなりのちゃんとした介護をなさっていました。

息子さんがお二人いらして、両方とも結婚をされてます。お孫さんもいらっしゃいますが、日曜日ごとにどちらかがやってきて、そのときに奥さんと二人でお風呂に入れるということを続けてこられました。食事も排泄も妻の全介助だそうです。

家からは五年間ほとんど出ていない、ということでした。病院へはタクシーで行くということでしたが、いわゆる寝たきり状態でした。

寝たきりの実態調査が始まり、別に来いと言われていたわけではなかったのですが、全戸訪問をする中でお付き合いが始まりました。奥さんは、息子さんやお嫁さんに留守をお願いして介護教室にも来られたりして、それなりのケアをされていました。

お父さんは寡黙な方で、私たちが訪問しても非常に難しい顔をして、いつも新聞か専門書をひろげていました。いまさら専門書でもないだろうと思うのですが、難しい本を読んでいらっしゃいます。

ある日、私が役場へ行って、いまから訪問へ行こうというときだったのですが、その奥さんが来られて、若い保健婦さん相手に相談をしておられました。いつものにこやかな表情ではなく、険しい表情でした。そして非常に言いにくそうでした。相手が若い保健婦さんだったということもあると思うのですが。

保健婦さんというのは、学校のときの成績も性格も同じようだったとしても、保健所に行く人と、役場に行く人とでは、その後の運命がすごく変わります。保健所に行った人は、若い人がこんな発想をするかなというくらい官僚的な発想になる人が多いです。市町村に行った人は、若い人がこんな話をするかなと思うくらいエゲツナイ話をします。なんでも相談を受けなければいけませんから、なんとも開けっぴろげになりまして、たとえばセックスの話なんかはすごく大っぴらです。どちらに行くかでこんなに変わるものかとびっくりしました。

「言いにくいのですが」と奥さんが言うのです。私が聞き耳を立てていますと、「いや、遠慮なく言ってください」と保健婦が言っています。そうすると、「本当にこの歳になってお恥ずかしい話だけど、主人が嫉妬をするようになった」とおっしゃるのです。妬《や》くのだそうです。自分が買い物に行って、ちょっとでも時間がかかって帰ってくると、目を吊り上げて、「若い男と会っていただろう」と言うようになったそうです。

最初は冗談だと思いますから、「なに言ってるの、私みたいなおばあさんを誰が相手にするのよ」と言っていたそうです。男性が七十八歳、妻が七十六歳です。最初は冗談だと思っていたのですが、だんだん病的になってきたと言います。もめるのもいやだから、買い物をすると急いで帰ってくるのですが、それでも「若い男と会っていただろう」と言われるのです。電話がかかってきて、隣の部屋に行って話をして戻ってくると、「男から電話だろう」と言われるわけです。「気持ち悪い」と奥さんは言うのです。「この歳になってなにを言っているのでしょうか」と、こういう相談でした。

こういうのは、ふつう「嫉妬妄想」と言います。

「専門家に相談」は正しいか

ふつうはこういう相談を受けると、並の保健婦さんだったら「これは嫉妬妄想だ」

と、専門用語がすぐ浮かびます。そして、妄想となると、これは専門家に相談しなくてはいけませんから、「精神科の先生の相談日が来週ありますから、その日に来てください」という指導をするでしょう。

精神科の先生というのは、若い統合失調症の患者さんだとかを診てきていますが、いまだに老人のことは知らない先生が多いです。最近は認知症を診てくださる先生も増えましたが、当時は、精神科の専門家ではあっても、老人の専門家ではなかったわけです。ですから、そういう相談を受けますと、だいたいその病院のベッドが空いていれば「入院しろ」と言いますし、ベッドが空いていないときは、何か薬を出します。薬でどうなるかといえば、妄想はなくなっても人間ではなくなるというような、そういう対応がほとんどでした。

私たちも、徘徊するからといって先生のところに相談に行きました。だいたい、介護の本には「症状が出たら早めに専門家に相談してください」と書いてありますから、早めに相談に行きます。すると、とんでもない薬をくれたり、あるいは入院させられたりで、一週間後に見に来いと言われ行ってみますと、確かに徘徊も妄想もなくなっています。ところがそれは、徘徊がなくなったのではなくて、徘徊できない状況にされているということが大変多かったのです。

ですから、介護の本の書き方は変えてもらわなければいけません。「早めに専門家に相談しなさい」ではなくて、「早めに良い専門家に相談しなさい」と書いてもらわないと、現場も困るわけです。本に書いてあるとおりにやったら老人がダメになった、ということが多すぎます。良い専門家がいないという場合には、変な専門家より良いシロウトのほうがまだいいと思います。たとえば、家族会の方に相談したり、介護されていたOBの方にお話をもっていったりしたほうが、はるかにいいのではないかなという気がするわけです。

けれどもこの保健婦さんは賢かったです。そういう対応はしなくて、一緒に訪問に行っている私たちのグループに、どうしたらいいのかと相談をもちかけてくれました。

さて、ここで読者のみなさんも対応を一緒に考えてみてください。

ケースは脳卒中で倒れてから五年間、寝たきりで外出していないインテリのお父さんです。当時のことですから、ホームヘルパーさんも行きませんし、保健婦さんも実態調査で初めて知ったわけですから、訪問に来る人はまったくいません。五年間、寝たきりで外にも出ず、本を読んでいるという状況で、奥さんがまああの介護をしてきたというケースで、その奥さんに対して嫉妬妄想が起こりました。

みなさんが、こうしたケースに対応していく上で注意しなければならないことがあります。近代科学の方法論というのは、原因を一つに求めようとします。それが「診断」です。原因は一つのはずだというふうに考えますから、診断がつかないとなにもできないというのが医療のやり方です。けれども、そこにこだわらないでください。

人間というのはもっと複雑ですから、原因はいろいろあると考えてください。あるいは、最初は一つの原因でも、それから他のものがまた原因になってつくりだされていって、相乗効果で一つの実態ができあがっているというふうに考えればいいわけですから、一つに絞る必要はありません。ですから対応策も一つとは限りません。

〝原因は関係〟という仮説を立てる

いろいろな発想がでてきただろうと思います。

そのうちのどれでいくかと一つに決める必要はありません。全部やってみて、どの方法が効いたかが問題なのではありません。どれかが効いたということで十分です。

もちろん、はっきりさせないと学会で発表はできませんが、私たちは学会で発表するためにケアをしているわけではありません。四つくらいのアプローチをすべて試してみて、ああ良くなった、嫉妬もなくなったとなれば、どれかが効いたのだろうということでいいのです。

先ほど言ったような、精神科の先生のところに連れて行って、抗精神薬を出していただくというようなアプローチは、最後の手段です。どうしてかというと、それまでにやらなければいけないことがいっぱいあるからです。それをやらないで、「専門家に頼る」という名目の下に、言わば生活的な方法論を採らないということが、いちばん問題を引き起こすのです。

まず、薬に頼るということは、原因を見ないで、なんとか妄想という結果だけを消せばいい、という発想です。それだけではなく、副作用はものすごいものです。先生が副作用はないと言っても、信用しないでください。どうしてかというと、いまの薬の臨床データというのは、六十五歳以上の人は一人も入っていないからです。たとえば睡眠薬ですが、これは副作用はこれだけしかありませんと書いてありますが、〝若い不眠症の患者一〇〇人に効きました〟というのが臨床データなんです。六十五歳以上の人は入っていないのです。ですから、これを一度飲むと三日間フラフラしていた、なんてことが起こってきます。

さらにこれだけではなくて、いちばん恐いのは、薬を使うということで人間をどう捉えているかというと、〝化学物質に対する反応体〟として捉えているという、そういう人間観なんです。そういう見方みたいなものが当たり前になっていくというのが、実はもっとも恐いことです。

それでは、この方の問題がなぜ起こったのか、その原因を、仮説にしかすぎませんが考えてみたいと思います。「妄想」なんていう恐ろしい言葉を使いますと、これはもうお医者さんに頼らなければ、化学物質に頼らなければということになりますね。しかしそうではなくて、この人がこうなったというのは、五年間一歩も家から出ないで、ほとんど妻とだけの人間関係の中で過ごしていたからではないか、というふうに問題を立てていきましょう。これは、別に特別な例というわけでもありません。

「拘禁精神病」という言葉があります。つまり、狭いところにずっと閉じこめられていたら、精神がおかしくなる、異常になるということです。特別な素質をもっている人がなるのではなくて、閉じこめられていればふつうの人でもそうなります。

それと同じようなもので、外に一歩も出ない、という固定された人間関係の中で起きたのではないか、という仮説が成り立ちます。

〝関係〟による問題は〝関係〟で治す

そうすると、関係によってつくられたものは、関係によって治していけばいいわけです。この人の人間関係というのは何もないんですね。妻との関係しかありません。そしてときどき息子たちが来るという関係しかないのです。非常に人間関係が少ない、乏しいわけです。これは、ふつうの人間関係ではないですよね。

そうすると逆にすればいいわけですから、人間関係を豊かにしていくということを思いつく必要があります。つまり、妻だけとの人間関係ではなくて、この人に関わる人が他にいないかと考えてみてください。けれども当時は、他に誰もいなかったわけです。保健婦さんがときどき来るくらいで、ヘルパーさんは家事援助型でしたから、一人暮らしの人のところしか来てくれません。

いまだったら、ヘルパーさんや保健婦さんに定期的に来てもらえるし、訪問看護ステーションというのもできました。在宅介護支援センターなどもできて、ヘルパーさんも相談に来てくれます。病院も、いまなら保険点数がつくようになりましたから、訪問看護、訪問介護と、どんどん来てくれます。それに加えてボランティアの人もいるとなれば、あっという間に、考えつくだけで人間関係がかなり豊かになっていきます。たった一人だったのが、五人も六人もと、この人に会いに来てくれる状況を作り出すことができます。

これは、人間関係の量の問題です。乏しい人間関係を多くしようという量の問題ですが、もちろん量が絶対的に足りないわけですから、量を増やさなければいけないのは当たり前なのです。しかし、量だけでは問題は解決しないということがあります。とはいえ、行かないよりは行ったほうがいいわけですから、どんどん訪問に行っていただきたいと思います。

東京で福祉に力を入れていることで知られている、ある地域の住民から電話がかかってきました。「九〇歳の母を看ています」という息子さんからでしたが、どうも元気にならないのでどうしたらいいか、という電話でした。「お宅の町は訪問とかちゃんとやっているでしょう」と聞くと、「ちゃんとやっている」と言います。さらには、「保健婦さんは来るわ、ホームヘルパーさんは来るわ、入浴サービスを頼んだら、週二回業者に委託していて、大きな船みたいなお風呂をもってくる、しかも保険で出るからといって、マッサージ師のマッサージまでセットになっている。月曜から金曜まで毎日誰か来るから、忙しくて外出もできません」ということでした。けれどもお母さんは、ぜんぜん元気にならないんです。他にPTも来ていてプログラムを渡して、毎日こういう訓練をしなさいと指示していくそうです。ちょっと考えればわかることですが、こんな訓練をやれるくらいなら、寝たきりになんかなっていません。

一方的関係が権力を生む

この方の場合、人間関係の量は豊かなのですが、すべて一方的な関係なわけです。つまり、質の問題でいうと、人間関係が、本人からすると受け身的な関係でしかないということです。先ほどの五年間寝たきりのお父さんのケースでも、人間関係が乏しくて、奥さんとの関係しかなくて、しかもその関係が、介護する、介護されるという関係でした。こういう一方的で受け身的な関係が、実は人間関係が乏しいということ以上に、人間を拘禁精神病に追い込むのです。

私たち介護する側から考えますと、一方的に相手に関わっているということがいかに相手をダメにするか、ということがあります。フランスの哲学者で、ミッシェル・フーコー〔＊1〕という人がいます。いきなり難しい話になりますが、それまでの権力論、権力については、マルクス主義的な権力論というのが信じられていました。つまり階級があって、生産手段を持っている者と持っていない者がいて、生産手段を持っている者が搾取をして、それで権力ができあがるという考え方です。特権的な地位を上の階級が守るために権力が生じた、というわけです。しかしながら、プロレタリアートが権力を取ったらどうなったかというと、別の権力ができただけでもっとひどかったということが、社会主義の崩壊で明らかになったわけです。

ところが、フーコーの権力論は違います。権力はどうやって生まれるかというと、一方的に見る眼差しというのが、実は権力の発生基盤だとフーコーは言うのです。つまり、こちら側からは見えて、向こうからは見えないという関係が、実は権力の始まりだということを明らかにしたのです。

そうすると、たとえば、専門家というのは、それだけで権力なんだということになります。医療の専門家というのは、患者さんの問題点は、こちらからは見えても本人は見えないのですから、医療の専門家はそれ自体、「権力者」だということになります。となると、知識の体系そのものが実は権力を創り出している、ということになります。フーコーは、権力というのは私たちの外にあるのではなくて、私たちの関係の中に縦横に存在しているものだとして、自分自身がいかに権力的でない関係を持ちうるか、ということを一生の課題とした人です。

この一方的に見るということですが、介護現場では医者でなくても、誰でもそうした「権力者」になってしまいます。監視カメラというのがあるでしょう。監視カメラを導入して省力化を図ろうなんていう施設がありますが、それは、一介の寮母が老人に対して権力者になるということです。こちらからは見えても向こうからは見えないのです。

しかも、監視カメラは省力化にはなりません。ずっとモニターを見ている人間が一人いるわけですから、ベッドサイドにも行かれません。

ベッドサイドに行ってスキンシップの一つもすればおとなしく寝てくれるものを、何か起こらないかとモニターをじっと見ているわけです。ベッドサイドに行って老人の顔を見るというのは、権力的ではないのです。相手もこちらの顔が見えますからね。自分がどんな顔で相手を見ているのかということを、いつも相手の眼差しによって点検されることになります。けれど監視カメラでは、それがなくなってしまいます。だから権力者なんです。そして権力を持った人間は必ず堕落します。

たとえば、精神病院など閉鎖的なところで、職員がすごく堕落していくということをよく見聞きします。老人ホームでもそうです。自分の権力性みたいなものに精神が堕落させられていくということです。

フーコーは、そういう一方的に見るというシステムが完成したのは近代社会だ、と言っています。たとえば、工場には働いている人がいて、それを一方的に監視する人がいる。また、学校も、教師が上にいて一方的に上から生徒を見ている。こういう構造も一つの権力だ、という言い方をしています。その典型的なものは刑務所だとも言っています。さらには、刑務所に倣って工場も学校もできたということを、『監獄の誕生』という本で明らかにしています。

私は監獄はないですが、留置場までは経験があります。私たちの世代のことですから、だいたい理由はおわかりでしょうが、二十三日間入っていました。拘留期間の最大限です。二十三日間、名前もなにも言いませんでした。起訴されないで釈放されましたので前科はありませんが、東京の神田留置所に入っていました。留置所の構造というのは、まさにこれです。

〔左図〕を参照してみましょう。監視する警察官がこの位置（監視塔）におりますと、留置場の房というのも、半円状になっていて、壁で仕切られています。ですから、お互い同士はまったく見えないけれど、監視する側からは全部が見えるというふうになっています。つまり生活のすべてを二十四時間見られる、ということです。

しかも、房はけっこう明るいのです。向こうは暗いのです。だから相手が見ているかどうかよくわからないのだけど、見ているかもしれないという意識がずっとあります。トイレなども隠れてはできません。片隅に腰くらいの高さの塀があって、そこに坐って上半身は出るのですが、そこでトイレをします。終わると、自分では水を流せませんから、看守に「三房、大」とか「三房、小」とか言います。私の入っていたのが第三房だったのですが、さすがに十日間くらいは便が出ませんでした。我ながらなんてデリケートなんだろうと思いました。とにかくすべて見られるということです。これが言わば権力だという言い方をフーコーはするわけです。

パノプティコン概念図（一望監視施設）

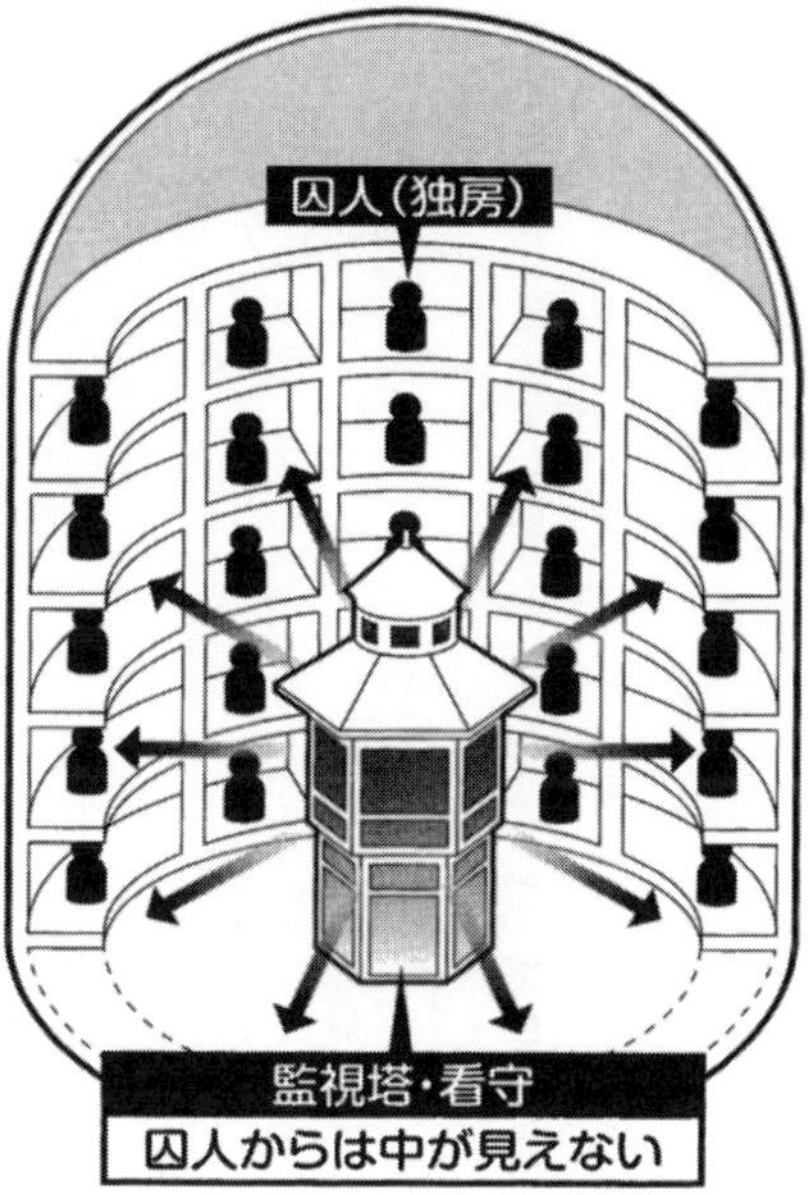

監視者の姿は見えないが、囚人は監視者不在時でも監視を意識する

フーコーはその典型として、イギリスの功利主義の思想家、ベンサムが考案した、パノプティコン（一望監視施設）を取り上げる。『フーコー 知と権力』（講談社、桜井哲夫）から引用すると「囚人は一人一人孤立させられ、監視者に見張られているが、中央の塔にいる監視者を見ることができない」「囚人は、監視者がいるかどうかわからないまま、不断に見張られているという意識を植えつけられている」（246頁）というものである。

著者の桜井は続いてこう記している。「重要な装置である。なぜなら、この装置は権力を自動化し、非個人化するからである」と。実際にはこのパノプティコンは建設されなかったが、この思想と実態は現代社会に深く浸透していよう。老人ホームの監視モニターなどとして。

夫婦間での権力の始まり

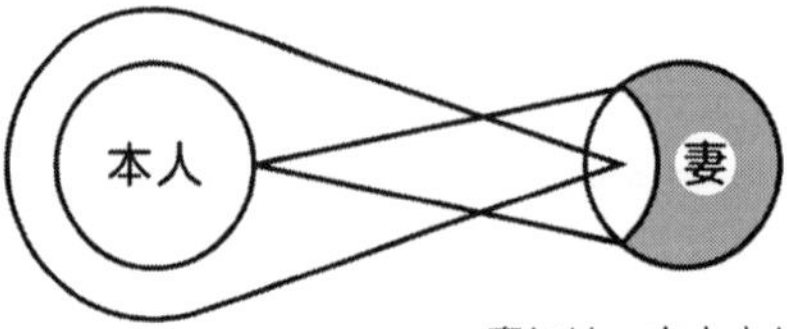
本人
妻
妻からは全部見えている
妻には、夫本人からは
見えないところがある

そうすると、このケースは、ちょうど同じ状態なのです。お父さんの立場になって考えてみてください。自分では歩いてどこへも行けないわけですから、自分の生活をすべて、二十四時間奥さんには見られているのです。ところが奥さんの生活は、夫からは見えない部分があります。たとえば、買い物に行ったとしても見えません。もちろん買い物に行っているのですが、買い物に行っているといっても、若い男と会っているという可能性はありますよね。お父さんは、浮気する可能性はゼロです。奥さんのほうはやろうと思えばできます。もちろん奥さんはやってはいませんが、可能性がゼロというのと、一％でもあるというのとでは、絶対的な違いがあります。奥さんが障子の向こうに行って電話をしていると、もうそれで、夫からは見えない世界に入ってしまうという状況にあるわけです〔右図〕。

＊１　ミッシェル・フーコー　フランスの哲学者。一九二六年に生まれ、一九八四年に亡くなった。著書に『臨床医学の誕生』（みすず書房）『言葉と物』『監獄の誕生』『狂気の歴史』（新潮社）などがあるが、いずれも難しい。だが、フーコーの解説書となるともっと難解な用語が飛びかい、さっぱり判らない。ところが、〝よく判るフーコー本〟が出た。講談社の「現代思想の冒険者たち」というシリーズの『フーコー　知と権力』（桜井哲夫）である。たいへん魅力的だと感じていたフーコーが、この本のお陰でやっとわかってきた気がする。

防衛機制の先取り

絶対的な差のある関係になったときに、「可能性がある」というのが、「そうに違いない」という思い込みに変わるというのは、ほんのちょっとしたことだろうと思います。「しているかもしれない」というところまでは、まだ正常です。それが「しているに違いない」というのは、妄想とか異常な世界に入るのでしょうけど、それは紙一重だという気がします。

とくにお年寄りの心理というのは、みなさんもよくご存知だと思いますが、悪い状況というのを先取りします。私たちはこれを「防衛機制の先取り」と呼んでいます。

防衛機制〔＊2〕というのは、心理学で習ったと思いますが、昇華とか、合理化などです。イソップ童話に「すっぱいブドウ」という話があります。キツネはブドウが欲しくてジャンプをするのですが、いくらジャンプをしても届かない。それであきらめて帰るときに、「あのブドウはすっぱいんだ。だからぼくは欲しくはないんだ」と言って帰っていく。それが防衛機制です。

老人は失敗した後で防衛機制をやるのではなく、失敗する前に防衛機制をやってしまうのです。それが「防衛機制の先取り」です。たとえば、「私なんか死んだほうがいい」なんてよく言いますが、配られた薬が違ったりすると大騒ぎしますから、本気で言っているとは思えません。なぜかと言うと、まわりがそう思っているに違いない、私みたいなものは役に立たないし、早く死んだほうがいいと思っているに違いない、という気持ちが背景にあるからです。まわりからそう言われるというのは、ものすごく惨めでしょう。だから、言われる前に自分から言って、反応を見ているのです。

老人が「私なんか早く死んだほうがいいでしょう」なんて言っても、みなさんは「そうね」なんて言わないでくださいよ。まわりがどう思っているか試している、試されていると思ったほうがいいのです。もっと生きていたいと思えるような状況を作ってくれということを、非常にひねくれて、遠回しに言っているということなんです。あるいは、「私はもう家族に見捨てられてしまった」なんてよく言います。それは、面会に来てほしいということを言っているのです。面会に来てくれと言って頼んで、来てくれなかったらそんな惨めなことはありませんから、「見捨てられてしまった」といちばん悪い状況を先取りすることで傷つくまいとしているのです。

これは日本の老人の心理的特徴という気がします。それで私たちは振り回されたりします。私たちが学校で習っているのは、自己決定の原則です。自分の要求は、ちゃんと口に出して要求するものだと、西欧の近代個人主義を前提にして教わっています。ですから、「もう死にたい」と言われて、「ああそうですか、自己決定なんだからお手伝いしましょうか」なんてことになると、日本人のケアは絶対にできないということになります。

つまり、妻が浮気しているかもしれないと思うと、本当にしていたら惨めですから、しているに違いないというふうに思い込むことによって、おそらく心理的安定を図ろうということでしょう。そういう仮説を立ててみましょう。

ということは、乏しい人間関係は豊かにして、一方的で受け身的な人間関係は相互的な関係にする、ということです。実は、相互的な関係という言い方はおかしな言い方で、関係というのは、本質的に相互的なものなのです。一方的な関係というのは関係とは呼べないのです。ですから、本当の意味での関係を作っていくということになります。

＊2　防衛機制　心理学用語。「昇華」「合理化」「抑圧」「退行」など、不安や葛藤、フラストレーションから自己を守ろうとする働き。簡単にいうと、失敗したときに、自尊心を失わないために言い訳を考えること。

関係を豊かにする

では、それにはどうすればいいかということです。おそらくみなさんは、一方的に閉じこもっていることが、精神的にも肉体的にも彼をダメにしていて、その結果、妄想なんてものに追い込まれていることが問題なのだ、と考えると思います。今であれば、機能訓練教室に来ていただいたり、デイサービスにお呼びする、ということになるでしょう。民間の宅老所とか、そういう障害老人が集まっている場所に来ていただいて、相互的な関係の仲間を作ればいい、というふうに考えると思います。つまり自宅に来てくれる専門職の人たちは、なにかをしてくれるだけですから、量の問題は解決できても質の問題は解決できません。ですから、同じ世代で同じ障害をもった人たちが集まっているところに来ていただく、という発想をしただろうと。

これは大正解と言いたいところですが、当時はデイサービスも宅老所もありません。機能訓練教室を来年から始める、始めないともめている時代でした。そういう状況でどうしたらいいかということになりました。

妻と夫の関係をまず相互的にしなくてはいけない、とみなさんは考えるかも知れません。一方的な関係をなんとか改めて、本人にもできることはいっぱいあるのだから、一人で自立できるように指導すべきだ、と考えたかもしれません。しかしながらそれは優等生的な答えで、こういうケースではだいたいダメでうまくいきません。

当時は、まだ明治生まれの老人がほとんどの年代でしたから、日本の男性の老人に自立しろといってもダメなんです。なぜなら、障害を受ける前から自立していないのですから。おそらく奥さんの一部介助か半介助で生活をしてきた人たちばかりです。障害をもった途端に自立しなさいと言っても、お父さんは困ります。元気なときは、「おい」と言っただけで飯が出てきて、「おい」と言っただけで靴下まで持ってきてくれたのに、障害をもった途端「おい」と言ったら「自立しなさい」なんて言われたら、ああ、やっぱり金を稼げなくなるだけで急に冷たくなるのだな、なんて思うでしょう。それこそ「関係障害」であっという間に自己喪失ということになります。

だから、障害老人の多くは奥さんにご飯を食べさせてもらうのです。自分で食べたほうがうまいはずなのに、食べさせてもらうのは、私はまだ見捨てられていないということを、一日三回の食事で確認しているわけです。これを取り上げたら、あっという間にダメになるというケースは、実はいっぱいあります。ですから変に〝自立〟なんていう概念を日本の老人に持ってくると、大変なことになります。

相互的な関係にするということですから、妻からは夫の生活がすべて見えるのに、夫からは妻の生活の見えないところがあるというのが問題だ、ということでした。では、妻の生活もすべて夫から見えるようにすれば相互的になるのではないか、と考えた人はいませんか？　買い物は家政婦さんに頼んで、四六時中べったりベッドサイドから離れないようにすれば、奥さんとの関係が相互的になって、妄想はなくなるのではないかというふうに発想した人はいますか？　そうした考え方ではダメです。それでは、二人一緒に妄想の世界に入ってしまいます。

なぜ国民的アイドルだった天地真理が離婚したのでしょうか。みなさんはワイドショーを観ていないからご存知ないかもしれません。私はよく観ていました。彼女は「旦那がマネージャーですから、四六時中、二十四時間一緒にいるのはたまらなかった」と言って、涙ながらに記者会見をしていました。

読者のみなさんの中には、結婚している方もいらっしゃるでしょうが、たとえば、「私は、今日はこういう講座があるから東京に行くよ」と、土曜日にもかかわらず研修に行かれるかもしれません。けれども、旦那は「ほんまかいな」と内心思っているかもしれません。「本当は他の男と逢い引きでもしているのじゃなかろうか」と思っているかもしれない。あるいは逆に、今度の日曜日、みなさんの旦那がゴルフに行くと言って出ていっても、「本当にゴルフかな」とどこかで疑っている。そのように、お互いにほんの少しですが疑いは持っています。けれども、それはお互いさまだから、お互い細かいところまで詮索していたらギスギスしておもしろくもなんともなくなるから、お互いに信頼し合おうよということで夫婦生活は成り立っているわけです。

関係を相互的にするとは

　ですから、逆のことをするわけです。お父さんの生活にも奥さんから見えないところを作るんです。これが相互的な当たり前の人間関係です。お父さんに訓練教室やデイサービスに来ていただく。その間は奥さんも近所の人と話をするとか、コーヒーを飲みに行くとか、そういうこともできます。しかし、当時は訓練教室もデイサービスもありませんでした。

　唯一利用できるものは何だったのかというと、ショートステイでした。広島県の特別養護老人ホームは、制度導入が非常に早くて、施設連盟全体でショートステイと入浴サービスを早くからやっていました。なので、ショートステイだけは使えました。ただし、当時はショートステイを利用できる条件は、介護者が病気で倒れたときか、冠婚葬祭のときだけでした。倒れてからショートステイを使っても遅すぎるので、そのときは一応、介護で疲れたということで使いました。

　ただし、お父さんからすると抵抗があります。老人ホームは老人にとっては姥捨山ですから、そこへ行くというのは大変抵抗があるのです。幸い、私が何度か訪問させていただいていて顔見知りだったものですから、「養老院はいやだけど、あんたのいるところなら行ってやってもいい」というふうになり、うまく説得して、一週間ほど特別養護老人ホームのショートステイを使っていただくということになりました。

奥さんには、次のようなアドバイスをしました。一週間後、帰ってきたときに、「まあ、老人ホームに行ったら若い看護婦さんや寮母さんがいっぱいいて、私なんかより向こうのほうがよっぽどいいでしょう」と逆に嫉妬してあげてほしい、と言ったのです。嫉妬する、されるというのは相互関係で、よく夫婦の間であることです。そういうふうに話しかけてくださいと打ち合わせをして、お父さんに来ていただきました。

びっくりしましたね。在宅での状態をよく知っていたこともあり、見事に変わりました。ショートステイの制度が始まったばかりで、私はまだ体験していなかったのですが、難しい顔をして新聞と専門書を読んでいたお父さんが、看護婦さんのお尻を触るわ、胸は触るわ、エッチな話はするわで、おそらく会社帰りには、バーやキャバレーに行って女性とこういう会話をしていたのかと思うような、デレデレしてすごい変わりようでした。

家の中にいるというのは、夫であり、父であるという面しか出てこないのです。けれども人間というのは、それだけの存在ではないわけです。外ではいつも「男」をやっているわけです。それがどっと出てきた感じで、まあなんとも陽気でよくしゃべるお父さんでした。そうやって一週間が過ぎて、「また来るからね」と、たいそう機嫌良く家に帰られました。

関係は精神を変える

打ち合わせどおり、奥さんが「向こうは、若い人で良かったでしょう」と言いましたら、ニタッと笑ったそうです。以後、見事に妄想はピタッと消えました。それで、本人も気に入ったことですし、年に二回くらいはショートステイを使っていただこう、ということになりました。それだけではなくて、日常的にも第三者が入ってくるということをやらなければならない、と考えました。

まだヘルパーさんはいませんでしたから、ボランティアをお願いしようということになりました。ちょうど保健所の栄養士をやっていた人で、ボランティアで訪問してくれる人がいました。週一回行って、奥さんと二人で車イスに乗せて、そんなに広くはないのですが庭がありましたので、そこを散歩していただきました。本人は昔の趣味のスケッチを思い出して、買ってきたスケッチブックに庭の花を描き始めるまでになり、奥さんはその間にゆっくり買い物もできるということで、大変うまくいったんです。

ところが、この話には落ちがありまして、今度は奥さんが本気で嫉妬し始めたのです。そのボランティアの女性にです。昔、旦那が浮気をしたことが何回かあったそうです。その後ろめたさがあるから、奥さんが浮気しているのではないかという妄想にもなったのですが、今度は奥さんが昔のことを思い出してしまった。よくあることだからとは思ったのですが、一人の女性ばかりではちょっとまずいかなということで、何人かで順番にボランティアに入っていただくということになっていくわけです。

さあ、このケースの意味ですが、関係でできたものは関係で治せる、ということです。つまり、関係というのは、人間の精神を大きく変えるということがわかります。関係が妄想を生みだし、関係がそれを癒すんです。

人間関係が、あるいは環境が精神に影響するというのは、よく言われることですね。

実は、私たちは関わっているお年寄りの問題というのを、身体の問題としてしか見ないという癖みたいなものがついています。ですから、目に見えない関係を見るという視点をもっておかないと、薬でダメにして手足を縛って、ということになりかねません。

オムツになってしまったKさん

特別養護老人ホームの生活指導員を四年半ほどやっておりました。私のいた施設は、キリスト教系の非常に真面目な人を中心とした、今でもいいケアをやっているということで知られている施設です。それでも当時、オムツを付けている人が半分くらいはいたと思います。だいたい病院からやって来る方は、みんなオムツです。病院で、専門家がいっぱいいるところでオムツを付けてきたわけですから、それ以上こちらで良くなるなんていうことは考えませんでした。ところが、どうも病院でオムツを付けられているのではないか、という気がしてならなくなってきました。

こういうケースがありました。八〇歳代でしたが、ＡＤＬはすべて自立しているＫさんというおばあさんでした。広島大学から来ている若いドクターが、いろいろと検査をやり、「この人は元気そうにみえるけど、ちゃんと精密検査を受けてもらったほうがいいよ」という指摘があったので、私が病院に連れて行くことになりました。杖などは持っていますが、自立している人ですから、私の車の助手席に乗せて行くことにしました。近くの総合病院に電話をしたらベッドが空いていたので、段ボール箱二つくらいに、着替えとか洗面用具を持って、すぐ入院しました。

四人部屋の一角でした。ベッドの高さが高いのです。でも検査入院で一週間だし、しかも元気な人なので、私は何も言わずに帰ったのです。ところが、その日の夜、彼女はオムツになってしまいました。昼間は病院に来ているということがわかっていたのですが、夜、目を覚ましてトイレに行こうと思って、いつもと同じつもりで足をベッドから降ろしたら、床に届かずにズルズルとすべって尻もちをついたのです。そこで看護婦さんがやってきて、骨折でもしたら大変だということで、オムツをして、トイレに行ってはダメよということで、落ちないようにベッドの柵をガチャンガチャンと付けてしまったのです。

一週間後、まだ出ていない結果もあるけれど、出ている分には異常はないので、迎えに来てくださいということでした。ですが、もう自分の車では行けません。

〝24時間テレビ〟でもらった車イスのまま乗れる大きなマークの付いた車で連れて帰ることにしました。

余談になりますが、大々的にボランティアでチャリティーをやって車をくれるのはいいのですが、善意でくれるのなら〝24時間テレビ〟なんてマークを付けなければいいんですよね。そこで、そういう手紙を出したら、「いや、もらったのをすぐ売り払うヤツがいるのでマークを付けるのです」と言われました。でも、売り払う気持ちもわかります。リッター三キロしか走らないので維持費が大変なのです。もっと小さい車でいいんですよ。

そういうことで、その車のリフトを使って車イスで連れて帰るということになりました。高齢という以外は、どこも障害はありません。にもかかわらず、一週間オムツを付けていますと、まず濡れているかどうかわかりません。帰って来てすぐ寮母さんが、「いま、オムツ濡れている?」と聞いても、「わからない」と言うのです。もちろん尿意もありません。

おかしな話です。でも、考えてみると、オムツでやってきた人はみんなそうです。誤解を恐れずに言うと、脳卒中なんていう障害があっても、脳卒中による片マヒは手足の感覚マヒであって、膀胱感覚がなくなるということはふつうではあり得ないことなんです。

下半身マヒなら別です。けれども下半身マヒにもいろいろあって、オムツがなくてもやっていける人はいっぱいいるのに、骨折後遺症なんて神経系統と何も関係のない疾患の人が、みんなオムツを付けてやってくるわけです。しかも、今みたいに尿意がないだけではなくて、皮膚感覚もないんです。お尻は鈍感でも、会陰部はすごく敏感なものですが、それが濡れているかどうかもわからなくなっているというケースは、いっぱいあります。

それは、どうしてでしょう。みなさんも、尿意、あるいは会陰部の皮膚感覚までなくなる理由を考えられるだけ挙げてみてください。

オムツ体験をしてみると

これが、どうしてかというのは、大変不思議だったのです。学校で習った解剖生理学では説明がつかないのです。なぜなら、神経系統は障害を受けてないのに、感覚がなくなるのです。ですから、老人のオムツの原因とされる神経因性膀胱障害、神経が原因で膀胱障害を起こしているという言い方はまったく当てはまりません。神経因性ということではないわけです。神経は少しは鈍くなっているでしょう。けれど尿意はなくなっていません。

尿に切迫感があって、これが何かという識別能力が落ちているということはもちろんあるでしょう。だから間違ったということはあるけれども、その程度のことであって、完全に感覚がなくなってしまったり、まして皮膚感覚がなくなってしまうということは考えられません。

一時、老人介護の世界でオムツ体験というのが流行ったことがあります。自分でオムツを当てて、勇気のある人はおしっこを出してみるということを体験します。勇気のない方は塩水か他のものでもいいのです。もっと勇気のある人は、大便まで出したという人もいます。

私も宿直の夜やりました。当時は紙オムツなどありませんから、布オムツでした。布オムツをいっぱい持ってきまして、それを付けてオムツカバーをビシッとはめて絶対漏れないようにして、老人と同じようにベッドの上に寝て出してみようと思いました。出ませんね。あれをすっと出せる人は、ちょっと常識のない人か、よっぽどルーズなしつけを受けた人ですね。

私たちは、お漏らしはダメ、トイレに行っておしっこしなさいという教育を受けてきました。それを打ち破らなければいけないわけですから、すごく勇気がいります。心理的にも大変なことだけど、漏れるのではないかとか、シーツやマットを汚して不潔にしてはいけないという感覚がものすごくありますから、出なかったです。

そこで、男だから立ってやってみようとしましたが、これも絶対漏れるはずはないのに、ツーツーと腿の内側あたりから漏れそうでやっぱりダメでした。けっきょくどうしたかというと、オムツを付けたままトイレにしゃがんで、それでやっと出しました。そして、しばらくこのまま仕事をしてみようと、夜勤の寮母さんに付き合ってナースコールに出ていったり、廊下をウロウロしてみました。

「オムツの中にしていいのよ」

そのときの感覚を純粋に言いますと、それほど悪くありません。温かくてフワーッとして、なにか懐かしいような、ひょっとしたら癖になりそうな感覚でした。しかし、これが尿だということを意識すると、屈辱感と言いましょうか、不潔感というのがありました。それさえなくしてしまえば、それほど悪くないという感じでした。今は吸湿性があってサラッとしている紙オムツがあるといいますが、フジサプライというオムツ会社の山田譲さんに言わせると、あれも空気に触れるからサラッとしているので、密閉していたらとてもじゃないらしいです。

実際に紙オムツを使ってみたことがありますが、あれも変な感じで、寝ているとコンニャクとかゼリーの上にお尻を乗せているような、なんとも言えない不快な感覚です。布オムツのようにピタッと冷たくくっつくという感じはないのですが、どちらもどちらだなという感覚です。

さて、布オムツですが、濡れるとピタッとくっつくし、歩くと摺れるのです。たとえば、Tシャツを着たままシャワーを浴びる感じで、歩くときにまともに歩けません。体をねじると摺れますから、ねじらないようにガニ股で歩くようになります。老人がよくやっていますが、あの気持ちが大変よくわかる気がしました。そのうちにゴムの部分に濡れたものが忍び寄ってきます。これが、痛いというか痒いというか、ついそこに無意識に手がいきますが、ああこれはおしっこだから触ってはいけないと、私たちは手をどけます。けれどそれは、頭がしっかりしているからです。認知症老人だったら当然そこに手がいきます。

そこで、先ほどのKさん、八〇歳代ですが、感覚は私たちと基本的に一緒です。どこも悪くないのに、検査だからといって病院に入って、尻もちをついたからといきなりオムツを当てられて、オムツの中にしなさいと言われても、それは出ないですよね。そこで、ナースコールを鳴らして、「おしっこをしたいのですが」と言うと、看護婦さんは「あなたはオムツをしているからその中にしていいのよ」と親切に言ってくれたそうです。それでも出ないので、「おしっこに行きたいのですが」とまたナースコールを鳴らしたら、「なんべん言ったらわかるの」と怒られたそうです。

Kさんは、しょうがないので意を決してオムツの中にしたそうです。出たからナースコールを鳴らして「出ました」と言うと、「オムツ交換の時間は決まっているから、いちいちナースコールを鳴らしちゃダメよ、待っていなさい」と言われました。それでも気持ち悪いからまた鳴らすと、「わからない人ね」と親切な看護婦さんだったのでしょう、オムツ交換の時間を紙に書いて枕元に貼ってくれたのです。枕元に貼っても見えるわけがありません。そして、「ナースコールを鳴らしちゃダメよ」と、また言われたそうです。けっきょく、オムツ交換の時間まで待っていなくてはならなかったわけです。時にはおしっこが出ているのにご飯がきたりということになるのですが、「一人だけ時間外に替えるとチームワークを乱すことになるから」とかなんとか言われ怒られます。そんなチームワークなら乱してもいいと思うのですが、チームワークという名目で低いレベルのケアに統一しようというわけです。

もし認知症老人だったら

Kさんは、頭はしっかりしていましたから、一週間経てば帰れるし、その間だけだと思ってガマンしていたのです。でも、認知症老人の場合はそうはいきません。認知症老人というのは、自分の感覚に正直なのです。このことは、また後からお話ししますが、後から入ってきた知識とか常識とかしつけとかいうのは、先に忘れますから、最後は感覚だけで、赤ちゃんに戻っていくわけです。そういう意味で自分の身体に正直ですから、気持ち悪いものは排除するわけです。

赤ちゃんはおしっこやうんちが出ると、気持ち悪いから泣いて相手に知らせます。赤ちゃんは手がそこへ届きません。ところが、幸か不幸か老人は手が届きますから、泣く代わりに自発的に不快なものを排除するわけです。

そうすると、これはもう大変です。不潔行為をしたということになります。着替えはしなくてはいけないし、汚れるし、みんなに迷惑をかけるということになります。それでどうするかというと、勝手に出してしまうからと、つなぎ服です。ダウンタウン・ブギウギバンドが着ていたような、自動車の修理工みたいな服を着せられます。しかもヒモで手もとや足もとをくくるようになっているので、自由に手が突っ込めないようになっています。最近のはすごいですね。背中にチャックがあって、ＹＫＫが開発した鍵付きジッパーもあります。

いくら〝つなぎ〟を着せていても引っぱり出すのですから、認知症老人の執念たるやすごいものです。行ってみるとオムツが全部出ていて、でもつなぎは着ているのです。どこから出したのだろうと思います。ほどけている部分があるからそこから出したのでしょうが、どうやってもそこまで手は届かない人が、ゴソゴソしながら出したのでしょう。しかも出して、そこにオムツを折りたたんで置いているのが不思議でした。こうなると、〝つなぎ〟でも間に合わないから手足を縛れ、という話になっていくのです。

そうするとお年寄りは、おしっこが出て気持ち悪いということを訴えると、まわりに迷惑がかかって自分が怒られるし、最悪の場合は手まで縛られることになりますから、そうならないためにいちばんいいやり方が、自分の感覚をなくすことなのです。濡れていて気持ち悪い、という感覚を忘れる。おしっこをしたいという感覚を忘れる。これですべてハッピーです。

だからお年寄りは、心理的に下半身の感覚を忘れ去ったと考えないと、どうも理屈に合わないんです。解剖学的原因はないんですから。

「アヴェロンの野生児」を読んでみる

そんなことがあり得るのかと思われるでしょう。まず論理的にそんなことがあり得るのか、ということになりますが、これに関係論的に仮説を立ててみます。そして、もしその仮説が正しいのであれば、関係によって感覚は戻ってくるはずだということになります。そういうことはあり得るみたいです。人間というのは不思議なものです。

養護教育に関わった方は、古典として読まれたことがあるかもしれませんが、『新訳　アヴェロンの野生児』（Ｊ・Ｍ・Ｃ・イタール）〔＊3〕という本が福村出版という、こういう本の専門の出版社から出ています。かなり昔ですが、フランスのアヴェロンの森で、野生児が発見されます。野生児といっても、青年です。推定年齢十七歳か十八歳だろうと言われています。小さい頃、森に捨てられたか、迷い込んだかして、人間とはなんの接触もなく森の中で過ごしてきて、十七～十八歳になったようです。これが、村人によって捕まえられます。噂を聞いたパリの国立病院のイタールという医師が、さっそく駆けつけまして、これを保護して教育を始めます。

この野生児は人間ですから、解剖学的にはふつうの人間とまったく一緒なのですが、森の中にいるとものすごく違うのです。たとえば、感覚機能がぜんぜん違います。いくら大声で呼びかけてもなにも反応をしません。だから、耳が聞こえないのだろうと思っていたのですが、実はそうではなかったのです。

クルミとクルミが触れ合う音がすると、そちらをパッと見るというのです。どういうことかと言うと、それまで人間の世界にはいませんから、人間の声というのは、自分が生きていく上でまったく必要ありませんでした。けれども、クルミは生きていく上で必要なものだから、その音に反応したのです。

耳が聞こえる範囲があるとしますと、その部分はすごく発達して、ふつうの人間だったら発達しているはずの人間の声に反応する部分が、まったく退化しているという状況だということがわかってきました。寒い日に、夜、裸で外に寝ても風邪もひかない。あるいは、栗を与えると、栗を暖炉の中にぽっと投げ入れて、そしてそれを手で出してつかんでも熱くない。そういう不思議な行動を克明に記録しています。

当時は、社会契約論のルソーの思想が支配的だったのです。彼の主張というのは、人間というのは生まれたときはすごく素朴で、善人なんだけど、社会に入ることによってだんだん悪いことを覚えていくのだという、社会が悪いという説でした。この説が本当かどうか、格好の材料ではないですか。生まれたまま社会と触れ合っていない人間が、初めて見つかったわけですから。それでいろいろなことを調べます。いま考えるとおかしいのですが、本人の目の前でいきなり十字架をパッと見せて、どんな反応をするかなんて実験をしています。自然児に神という概念があるかどうか調べているんですね。

なるほどと思いました。先ほどのお年寄りの話です。トイレに行けなくなったらすぐオムツ、という二者択一しか排泄の方法がないというところに入り込んでしまった人というのは、ちょうどアヴェロンの森に迷い込んでしまった子どものようです。その環境に適応するために、自分の感覚を変化させた、あるいは喪失させてしまったということです。老人は適応力が弱いとは言えないですね。ものすごい適応力です。いじらしいほどの適応力です。つまり、老人が介護のレベルに合わせて、自分の身体を変えてしまうということが起こっているのです。

＊3　『アヴェロンの野生児』　フランスのアヴェロンの森で野生児が発見された。パリの医師による教育が始まったが、彼は人間の声に反応しなかった。人としての感覚機能が育っていなかったのだ。

人間の目が光る？

もっと最近のお話もあります。これは、よく知られていると思います。これも同じく福村出版から出ていますが、『狼に育てられた子』（J・A・L・シング）〔＊4〕という本です。植民地時代のインドで、怪物が現れるという噂が地元の人たちの間にあって、イギリスの宣教師で、孤児院をやっていた人が見に行きます。狼の穴から化け物が一気に二匹出てくるのです。よく見ると、人間らしいということで、捕獲をします。そして、自分の孤児院で育てるための受け入れの準備をしてくるから、それまで見ていてくれと、地元の人に頼んで帰って行きます。地元の人は、これは悪魔だと気持ち悪がって水も与えなかったものですから、彼が迎えにきたときは死にそうになっていました。彼はそれをもう一回元気にしまして、育て始めます。言わば、教育を始めるわけです。

好奇の目にさらされるのはかわいそうだということで、誰にも明らかにしないで、自分たちだけで教育を始めるわけですが、夜になると二人で外へ出て行って、狼のように遠吠えをします。人間では考えられない感覚がいっぱい出てきます。おそらく姉妹だったろうということですが、一人が一年足らずで亡くなり、もう一人は発見後九年目に尿毒症で亡くなっています。

亡くなった後、記録を発表します。写真もたくさんあり、本にも載っています。ところが、専門家はみんなこれはでっちあげだと信用しませんでした。なぜかというと、記録の中に「夜になると四つの目が光った」という記載があったからです。動物の網膜というのは、わずかな光に反応して、光を返す物質が生成されているのですが、人間の網膜にはそういうものは一切ありません。ですから、目が光るということは、人間には考えられないことだったのです。

そのうち、この記録が嘘ではないということが明らかになってきます。というのは、ある生物学者が、昆虫採集のために森の中を歩いていたのですが、そこを他の学者に銃で撃たれる、という事件が起こりました。どうして撃ったのかというと、「暗闇の中で目が光ったから動物だと思った」と言うのです。そんな馬鹿なということで調べてみたら、この昆虫学者の網膜には、動物と同じ物質がちゃんとあったのです。この人は暗い森の中をずっと歩いていたものですから、そういう物質ができてきたらしいのです。

それ以降、洞窟に住んでいる人の中から同じような現象が出てくるようになり、人間というのは、本来体の中で分泌されず代謝されない物質を環境に適応するために作り出すらしい、ということがわかってきたのです。本来は存在しない化学物質さえ環境に合わせて作るのですから、感覚を忘れることくらい、老人だってやるでしょう。

これはどういうことなのでしょうか。感覚として感じていないわけではないのです。

感覚器官があって、尿意はちゃんと神経を伝わって脳に達しているはずです。途中が切断されているわけでもなんでもない。だけどそれを感じないというのはなぜかというと、これは一種の「認知障害」だとしか思えないのです。左マヒ特有の「失認」という症状があります。見ているけど見えていない、聞いているけど聞いていない、という不思議な症状です。

なぜこういう症状が起きるのかというと、物を見るという感覚中枢のもう一つ上のレベルに、視覚認知中枢というのがあって、ここで見ているということを意識してはじめて人間は見ることができる、と言われています。この認知中枢が血管障害によって障害されているときに、失認という症状が出るのですが、この場合には認知中枢がやられているわけではなくて、心理的に認知をしないわけですから、認知拒否です。要するに、器質的な障害はないのに失認と同じ症状が出ているということで、私は『老人の生活リハビリ』(医学書院)〔＊5〕という本の中で、オムツによって感覚がなくなるということを、「仮性失認」と名づけています。認知拒否という症状を、論理的に考えてみるとそうなると思います。

＊4 **『狼に育てられた子』** 副題は「カマラとアマラの養育日記」。植民地時代のインドが舞台。イギ

リス人の宣教師が噂の怪物を見に来たら、それは人間の姉妹だった。狼として育ってきた彼女たちに、人としての教育は効果をもたらすのだろうか。

＊５　**『老人の生活リハビリ』**『老人の生活ケア』（医学書院）に続いて一九八八年に出版された、私の二冊目の本。

介護状況が作ったものは介護で治す

そうすると、論理的な背景はこれで説明がつくとして、「仮性失認」というのは心理的に起こったことですから、環境を変えれば、つまり介護の仕方を変えれば変わっていくはずです。尿意を訴えたら怒られた、だから尿意を忘れようとした、ということです。おしっこが出て気持ち悪いという感覚を訴えた、そうしたらナースコールが切られて、手足を縛られた、だから感覚をなくしたというわけです。つまり、この逆をすればいいということになります。教えてくれたら誉めてあげて、気持ちがよくなるような体験をしてもらえばいいのです。

私のいた施設で、オムツ外しという運動が始まったのは、もうだいぶ前の話です。寮母長を先頭に、オムツ外しということをやりました。このときに、まったく尿意がないと思っている人にもちゃんと関わろうということで、どんなに呆けていても、十何年オムツをしている人にも、全員をオムツ外しの対象にしていこうということでやりました。

まず、オムツを交換するときに、必ず声をかけていきます。「いまおしっこは出ていますか、出ていませんか」と、必ず聞きます。自分のことなのに答えないですね。当時は、排尿の感覚を調べるためにと、三〇分おきにオムツを見に行くということから始めましたから、これは大変でした。〝大〟から入ろうとすればオムツ外しはとても楽になりますが、当時は〝小〟から入りましたから、三〇分おきにオムツを開けて中に手を突っ込んで、濡れているかどうかチェックをしていました。すると、老人がみんな下痢になってしまいました。原因は冷えたのだろうという説と、三〇分おきに「おしっこは?」とオムツを開けられるものですから、神経質になったのではないかという説とがありました。

最初は、「ようわからん」と言います。そのうちに、「じっくり考えてごらん。自分の身体でしょう」と言うと、「ようわからんが濡れているような気がする」なんて言います。そこで開けてみると濡れていて「ああ、よかったね」と誉めて丸をつけていくということをしました。そうすると、最初は当たる確率が五〇％です。濡れているかいないかのどちらかですから、適当に言っているということになります。それがだんだんわかるようになるのです。「いまはどう？」と聞くと、「いや、濡れていない」と言います。「そう、念のために見てみるね」と開いてみると、濡れていない。「ああ、本当だ。濡れていなかったね、ごめんね」とやっていきます。

それが進んで、今度は「濡れたと思ったらナースコールを鳴らしてくれない？」と言うと、鳴らしてくれるようになります。そのときに行くと、おそるおそる訴えることが多いですね。つまり、濡れていると言って知らせて怒られたという過去がありますから、「間違うとるかもしれんが、濡れとるような気がするんじゃが……」と、広島弁でそっと言います。そこで見てみると「ああ、よかったね、濡れていることがわかって。皮膚感覚が戻ってよかったね」となります。

そこで、「じゃあ、時間になったら替えにくるからね」と帰ったらダメです。それをしてしまうと、皮膚感覚が戻ったことで、不快感と屈辱感を得るだけということになってしまいます。気持ち悪いという時間が増えただけですから、なんのために感覚を戻したのかわけがわかりません。ですから、そういうときは、たとえ食事介助をしていようが、その場ですぐオムツを替えなければなりません。濡れていることを訴えると誉めてくれて、自分も気持ちよくなるという体験をすると、またそうしようということになっていきます。

回復していく皮膚感覚と尿意

ところが、最初のうちは、教えてくれて開けてみると、オムツが冷たいのです。これではまだまだです。つまり、出てから時間が経っていて、冷たくなって感じるいちばん敏感な冷覚だけが戻っている状態なのです。そこで、「教えてくれたのはありがたいけど、これはだいぶ時間が経っているよ。今度は出てすぐ教えてくれる？」と言いますと、そのうち、温かいとか、まだ出ている最中といった状態になります。ここまで来ると、皮膚感覚が冷覚だけではなくて、完全に戻ったということになります。

今度は、「出そうになったら教えてくれる？」と尿意にアプローチしていきます。そこで「おしっこが出そうだ」と言うようになると、「ああ、尿意が戻ってよかったね」となるんですが、そのとき「はい、オムツの中にしなさい」と言うのはダメです。ここがオムツを外す第一歩です。「ちょっと我慢してよ」と言って、車イスに乗ってトイレに行くとか、ポータブルトイレにするとかして、オムツ以外の場所に排尿してもらいます。そういう形で、昔のオムツ外しは実践していました。そのことは、オムツ外しのための尿意の回復ステージということで、まとめて『老人の生活リハビリ』や『生活障害論』の中に書いてあります。

これでかなりオムツは外れましたが、介護が大変でした。その後、〝大〟のほうから入るというオムツ外しの提案をしたときに、なんで早くそれを教えてくれなかったのかと、現場の人からかなり怒られました。でも、私もやってみるまでわからなかったんです。これは、なぜ老人が皮膚感覚、尿意がなくなっていくのかという、原因に即応した形でオムツを外していくという方法です。

コンチネンス協会の人たちの言っていることだと、最初からマニュアルをつくって、感覚のない人はオムツで仕方がないから良いオムツを選びましょうとか、感覚が残っている人はこういう対応をしましょうというふうに分けてやります。でも、なんで感覚がなくなるのかという、疑問も怒りも反省もないというのがおかしいと思うんです。私たちの関わり方の中で、尿意や皮膚感覚をなくしているわけですからね。それをいかに取り戻すかを考えていただきたいと思うのです。

“関係”は感覚と身体を変える

関係は精神を変えるだけではなく、感覚を変えるのです。感覚を変える、あるいは感覚を喪失させる、あるいは生き返らせるということになります。もちろん関係は、感覚だけではなくて、身体を変えます。

私たちが関わっている寝たきり老人といわれる人たちの、その原因を考えると、脳卒中による手足のマヒのせいでもなんでもないのです。

なんで寝たきりになってどんどんダメになっていくのかを説明する言葉として「廃用性萎縮」、あるいは筋肉だけではなくて、いろいろな諸機能がどんどんダメになっていくということを「廃用症候群」と言ってきました。バランス感覚がなくなる、肺活量がなくなる、筋力が低下する、関節が硬直する、心理的にダメになっていくというのを、廃用症候群という言い方をしてきたのですが、私はどうも関わっているお年寄りたちの実態を説明するのに、廃用症候群という言葉は不十分だという気がしてならないのです。

もし、廃用性萎縮の集合体として、言わゆる寝たきり老人がいるのだとしたら、身体機能を使わない時間に比例して、だんだん機能が低下していくはずなのです。使わないことに比例して筋肉もだんだん萎縮していくし、いろいろな機能もだんだん低下をしていくはずなのですが、お年寄りを見ているとそうではないのです。ある日突然、力が出なくなる。ある日突然、バランスを失います。ある日突然、目の輝きがなくなります。ある日突然、ご飯を食べなくなります。これは、どうも廃用性萎縮とか、廃用症候群ではないという気がしてならないのです。

私は、関係障害が身体障害をもたらしたという気がするので、廃用症候群と言うよりは、身体が有機的な関係の中から外されてしまったという意味で、「非関係化」と言ったりします。身体の非生活化、つまり身体が生活という場から外れてしまうことによってある日突然に起こっていく。あまり言葉がよくありませんが、こういう言葉でないと説明がつかないような気がします。

こういうふうに考えてみてください。寝たきりというのは身体の障害である、認知症も脳細胞の萎縮という身体の一部の問題だと言われてきました。これが、寝たきりや呆けを作り出してきたから、身体障害に対するアプローチ、すなわち訓練をしなければいけないということで、問題を解決しようとしてきました。たとえば、保健婦さんたちが作った「機能訓練教室」というのも、文字どおり機能訓練をする場所として考えてしまった市町村が多いですね。病院と同じような訓練をしなければいけないということで、高価な訓練機械を買ってきて、役場のデイサービスセンターみたいなところに、中世の拷問部屋みたいな機械が並ぶという状況がありました。しかし、そういうところでは、老人は元気にはなりませんでした。

そうではなくて、「障害老人クラブ」というような位置づけで、人間関係をもう一度回復していこうという関わりをしたところでは、お年寄りは身体まで元気になっていきました。とすると、身体の障害が問題ということではないらしい、ということになってきます。身体の障害は最初のきっかけではあるけれども、ここから、一つは生活障害と呼ばれている、食事をするのではなくてさせられる、お風呂に入るのではなくて入れられるという、安静看護をそのままもってきたような介護によって生活から遠ざけられてしまうことがあります。

それから、介護を一方的に受けるということから生じる関係障害というものがあり

身体障害をきっかけとした障害の全体像

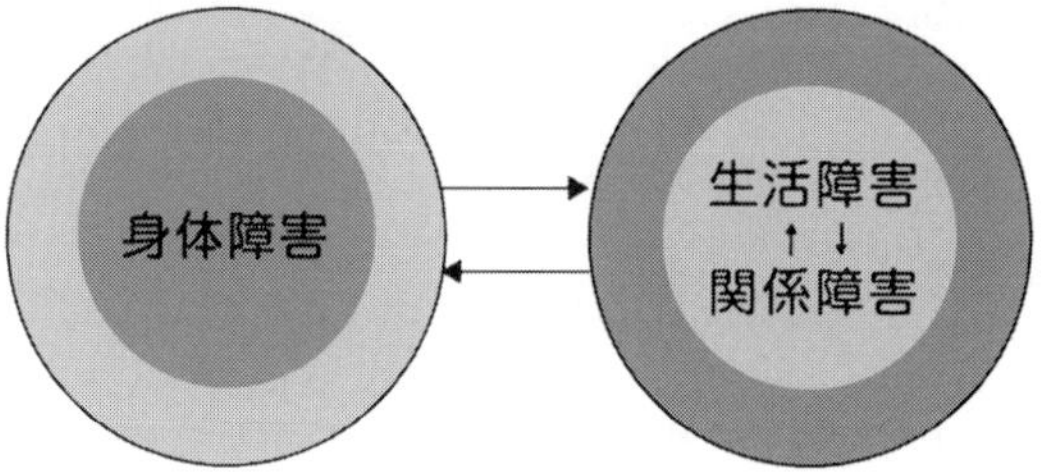

ます。これは、同じことの裏表なのですが、関係障害や生活障害がもう一回身体に障害をもたらすという構造なんじゃないか、と思えるのです〔上図〕。
こういう生活障害と関係障害からの身体への方向性を付け加えて、両方の往復運動として見ていかないと、老人の問題は見えてこないし、解決しないと思うようになりました。そして、生活障害を治癒していくというやり方は、『介護覚え書』の中で展開してきました。そして、今度は、関係障害をどうやって治癒していくのかを学ぼうということです。そこまでやらないと、老人は生き生きしてこないという気がしてなりません。

なぜ「社会」や「環境」ではなくて〝関係〟なのか

私は関係という言い方をしてきました。これまでも、たとえば「環境」とか、あるいは「社会」といった言い方で、同じような言い方がされてきたと思います。社会や環境が老人をダメにしてきた、という言い方がされてきたと思いますが、私はあえて、環境とか社会という表現はしないで、関係による障害という言い方をしています。

それはどうしてかと言いますと、環境が悪いからとか、社会が悪いからという言い方は、どこか自分の責任を放り投げている感じがするからです。

とくに、社会が悪いという言い方にはそれを強く感じます。社会が変わらない限り老人は元気にならないなんて言い方は、どこか自分の課題としてではなく、人のせいにしているような気がします。

ところが、老人にとっては、介護者である私たち、とくに夜寝ていて、ナースコールを鳴らしてやって来たその人が、実は社会の代表なのです。私たちは、老人の前に、社会そのものとして現れているし、私たち自身が最も大きな影響力を持った環境そのものなのです。

私たちがそのときにどういう表情をするか、どういう言葉かけをするのかということが、老人にとっては、環境のほとんどすべてであり、社会のほとんどすべてであるというところへ、私たちは立たされていると思います。

だからナースコールを鳴らされて、いくら疲れていても、老人の前に立つときはニコッとしてみせるというのは、そういうことです。私はそのとき、社会の代表なんです。私がそのときに嫌な顔をしていたら、この人は自分は社会から無視されている、嫌われていると思うから、私たちはニコッとするわけです。これが、現場の倫理観だと私たちは思っているわけです。関係という言い方をしたときは、自分がその中に入っている。環境や社会の大きな一員であり、実はいちばん大きな力を老人に対して与えている、権力にも成り得るし、あるいはお年寄りを生き生きさせることもできる力を自分たちは持っているのだという、責任と自覚みたいなものを込めた言葉として「関係障害」という言い方をしています。

ですから、社会を変えていくとか、環境を変えていくという一般的な言い方ではなくて、まず、私たち自身の見方や関わり方を変えていくということから、関係障害の治療の方法というのを考えていきたいと思います。関係の出発点は、まず私たち自身からということです。

＊編注（一六頁）　こうした年数は、旧版刊行時のまま表記した。市町村合併前の市名なども同様。

第2章
関係の出発点は私自身

緊急入園のM・Hさん

一人の女性のケースから入っていきたいと思います。M・Hさんという女性です。私が特別養護老人ホームに入職してから五年目に、緊急入園という形で入ってこられた方です。当時まだ六十四歳で、私どもの施設ができて初めての大正生まれの方でした。それまではみんな明治でしたから、大正生まれが入る時代になったね、と感慨深く感じたものです。

いまでは、昭和生まれの人が老人ホームに入る時代になりました。明治の方は少なくなってきました。よく明治の方はすごいとか言われますが、あれは違いますね。すごい人だけが生き残っているからすごく見えるだけです。

この方は脳卒中で倒れ、広島市内の大きな病院に入っていたのですが、そこを追い出されました。どうも訓練も真面目にやらないし、職員とトラブルなどがあったりしたらしいのですが、議員の紹介がないと入院できないとか、生活保護の人は取らないとか私たちの間ではあまり評判のよくないところでした。よく追い出したと思いますね。追い出した途端、寝たきりになるのは目に見えているわけですから。

福祉事務所からうちに連絡が入りまして、まだ若くて訓練も途中だから、理学療法士が関わっている施設がいいということでした。私はまだ理学療法士でもなんでもなかったのですが、うちの園には週一回、理学療法士が来ていましたし、成果も挙げていましたから、福祉事務所がうちを指名したのだと思います。

私たちは、すべてのケースについて家に訪問に行きます。入院であれば病院に必ず行きます。Ｍ・Ｈさんのケースでも、私と寮母長と生活指導員の三人でおうかがいしました。民間の木造のアパートの狭い急な階段を上がっていった二階の、今でいうと２Ｋになりますが、狭い家のベッドに寝ていました。

息子さんと二人暮らしですが、息子さんは仕事がありますから、朝出かけて行きます。帰って来るまでずっとオムツをしたまま、なにも食べないで、枕元にお水だけ置いてあるという状況でした。私たちが行って、「福祉事務所から頼まれて来ました」と言うと、ワッと泣き出しました。「老人ホームだけど来る？」と指導員の人が聞きますと、「〝ぼく〟には迷惑をかけられない」と言います。ぼくとは息子さんのことです。ちょうど私と同い年でした。いつ来ますかと聞くと、明日でも行くと言いました。

親戚の付き合いもなく、離婚したあと女手一つで〝ぼく〟を育ててきたという方で、身元引受人もいないものですから、福祉事務所の所長を代わりに引受人にしました。連れて来るといっても車を持っている人もいませんから、福祉事務所で車を出してもらって、入園ということになりました。書類は後からでいいからということで入ってこられました。

入ってきてすぐ、私がギャッジベッドで背中を起こしたのですが、そのときに気分が悪いと言いまして、すぐまた寝かせるということがありました。訓練をやっていたと言っていましたが、途中から訓練拒否になって、それからずっと放ったらかしにされる形で寝たきりにされていたのです。

家庭復帰できるんじゃないか

ところが、まだ脳卒中で倒れて四か月目くらいだったと思いますが、どんどん良くなっていきました。私は、急性期の患者さんを看るのは初めてだったのですが、一人で起きるようになりますし、一人で立ちますし、平行棒で歩きますし、杖もできてきて、ＡＤＬ(Activities of Daily Living) はあっという間に自立してしまいました。

ぜんぜん動かなかった手もかなり動くようになり、足もかなり動くようになりました。まだ、神経学的な回復がある時期ですから、どんどん良くなります。「わあ、良かったね」というと、本人も笑顔が出て、園内を動くようになりました。

一度転倒があり、少し怖がって、二、三日訓練を休むということもありましたが、非常に熱心に訓練をやりました。もう杖を持たなくても歩けるようになりました。ご承知のとおり、当時、特別養護老人ホームというところは、訓練室をつくって、訓練をやって家に帰す、つまり「家庭復帰」ということを目標につくられていた時代です。いまの老人保健施設と一緒です。ところが、私たちは何人もの人を歩けるようにしましたが、訓練の結果として家に帰れた人は一人もいませんでした。

家に帰るということは、身体がどうこうということではないのですね。家のある地域に受け皿がなければダメだ、ということです。家に帰れたケースもありましたが、それは家族の条件が整ったからということで、訓練したからというわけではなかったのです。いまの老健施設もそうです。四か月訓練をして帰そうというのではなくて、その間に地域の社会資源をいかにつくるのかが大切なのです。老健施設自体が、在宅を支える応援施設になっていかないと、帰すのはいいけど、また他の病院に入ったりということで、たらい回しの一環にしかならないという気がしてなりません。

さて、M・Hさん、これなら家に帰れるじゃないか、という話が出てまいりました。ドクターもPTも、「これは家に帰れるよ。でも、あの家の階段が狭いから、大家さんに頼んで手すりを付けてもらったほうがいいね」とか、「できれば、一階の部屋が空いていれば、そちらのほうに移させてもらうといいね」というふうに、話が具体的になり始めた頃に、息子さんの面会がパタッとなくなりました。

一転して〝問題老人〟に

私どもの施設は非常に不便なところに在りました。山の中腹で、一日にバスは二便しかないというところで、そのバスの終点から歩いて一〇分かかります。施設より上には家が一軒しかなくて、それが園長の住宅だったのですが、そういうところでした。それでも週に一、二回は面会に来ていました。それがピタッと来なくなりました。仕事が忙しくなったからというのが、表向きの理由なわけですけど、この頃から本人が腰痛を訴え始めました。

脳卒中になると左右のバランスが崩れますから、腰痛というのは宿命のようなものです。「がんばって訓練したから、腰も痛くなるよね」ということで、しばらく寝ていることになりました。ゴソゴソしているのを見ていますと、もう腰痛は治った頃だなと思うのですが、それでも訓練には出てこないし、朝の会にも、食堂にも出てこないのです。「あなた、そろそろ腰も良くなったと思うけど」と言いますと、本人は、手がしびれる、マヒした左手が冷えてしびれると言います。これは、急性期の頃からもともとあったもので、昔と比べればむしろ良くなっているくらいなのですが、「私の身体は特別だから」と言われると、こちらとしてはもう仕方がありません。

ところが、その後、トイレにも行かなくなって、「ポータブルトイレを持ってきてくれ」と言い出しますし、次には「ポータブルトイレもしんどいからオムツをしてくれ」と言います。あれよあれよという間に、入園のときの状態に戻っていくという形になりました。

しかも、心理的にも非常に荒れてきまして、職員がかき回されたのです。廊下を歩いていると、すぐ「ちょっと、ちょっと」と呼ぶんです。たいした用事ではないのです。なにかを取ってくれぐらいの用なんです。一人で取れない人が言うならしょうがないですが、取ろうと思えば取れる人が、取ってくれと言いますから、やれやれと思います。それでも「はいはい」と渡して寮母室に帰ると、またピンポンピンポンと鳴っている。また、「なあに」と行くと、布団の隅が折れ曲がっているのを直せとか、細かいことを言うのです。「いっぺんに言ってくれればいいのに」と思いながら直して帰ると、また鳴っているのです。また、「なあに」と行きますと、こちらの顔を見てなにを頼もうか考えている感じです。

なにか訴えなければいけないような強迫観念に囚われているようで、他の老人が鳴らすと自分も鳴らさないと損だと思って鳴らして、それから用事を考えるという感じなのです。

他の人に用事があって部屋に入っていっても、この人にも呼ばれますから、そこで時間をとられるということになり、困ったねという感じでした。腰が痛いということで、一切ベッドから離れなくなったのですが、お風呂だけは入ります。お風呂に入れると、お風呂の入れ方が悪いといって一週間くらい文句を言います。耳に水が入ったとか、あの人の洗い方はひどい、どんな教育を受けたのか親の顔が見たいとか、なんとも口だけは達者で、ものすごいことを言うのです。

他の老人にも迷惑が

職員は給料をもらってやっているわけですから、少々のことを言われてもどうってことはありませんが、他のお年寄りにも当たり始めました。四人部屋で、隣に寝たきりの気の弱いおばあさんがいました。調子のいいときは世話などをしてくれていたのですが、自分が寝たきり状態になりますと、もう介護はできません。でも、口だけは出すのです。

たとえば、「次は味噌汁を飲んで」とか、「はい、ご飯を食べて」とか、食べる順番まで口を出すのです。隣のおばあさんはびくびくしながら食べています。

それから、奥のほうに右片マヒで九〇歳を超えたおばあさんがいました。Ｍ・Ｈさんは左片マヒなのですが、この人は軽いマヒなものですから、歩行器を押して出てくるのです。歩行器の幅が広いものですから、Ｍ・Ｈさんのベッドの足に、ときどき歩行器がポンと当たるのです。そうすると、「痛い、足に響く。お前みたいに運転の下手なものは、ベッドで寝とけ！」とひどいことを言うのです。

その挙げ句には、歩き方まで文句をつけます。自分も同じ病気ですが、相手は歩いているのですから立派なものなのに、「もう、お前みたいに片輪になってしまったらおしまいだよ」なんて言うんです。その人が、廊下に出て泣いているので、「どうしたの」と聞くと「彼女にひどいことを言われた」と。自分の親くらいの歳の人にいくらなんでもひどいだろうということで、私が説教しに行きました。

私と息子さんが同い年だったということもあって、M・Hさんには可愛がってもらっていて、いつも言いたいことを言い合う仲だったので、「あなた、いくらなんでもひどいよ」と一言いいますと、一〇倍くらいバーッと言葉が返ってきます。左マヒですから失語症はありません。なんで失語症にならないのかなと思うくらい、バーッと返ってきます。

職員の間でも、とにかくひどいと、昼時はM・Hさんの話でもちきりになります。ある職員は「あんなに適応力のない人は、今まで五年間ここで仕事をしているけど初めてだ」と言っていました。それでも、職員は機嫌をとろうとするわけですよ。M・Hさんは化粧品のセールスをやっていた人で、すごい成績を挙げて表彰されたこともあったようですが、お風呂に入れているとき、「あなた、化粧品のセールスをしていたそうね。優秀だったそうね。なんていう化粧品だったの」と言ったら、「あんたらが買えるような安物じゃないよ」なんて言うものですから、ますます嫌われちゃう。

Ｍ・Ｈさん対策会議

もうこれはやりきれないということで、ケース会議というのが始まりました。当時は、まだケース会議という名前ではありませんでした。要するに、現場がいかに大変かというのを、園長や事務長に聞いてもらおうという会議でした。言わば、〝Ｍ・Ｈさん対策会議〟とでもいうのでしょうか。

園長、事務長、栄養士さんなどが全員で集まれる時間というのは、そんなに現場にはありません。当時はまだ週休二日ではなく、ほぼ毎日なにかしら仕事をしていましたから、土曜の午後くらいしか時間がありません。それで、土曜の午後、オムツ交換を済ませた後、四時半からの夕食の準備に入るまでの二時間弱、なんとか会議の時間がとれました。

園長、事務長、栄養士さん、看護婦さん、指導員、そして夜勤に入る人もちょっと早めに来ていただいて、十数人の職員が集まり、初めてこういう会議をやりました。うちの園長は、老人心理について大変詳しい方でしたので、このケース会議ではとてもいい勉強をさせていただきました。現場にいないのに、現場以上に老人のことがわかるんです。今いちばん足りないのは、こういうスーパーバイザーじゃないでしょうか。その園長が司会兼スーパーバイザーで会議が始まります。

まず、「どんな問題があるのか、現場から出してください」と言いますと、まあ出るわ出るわ、悪口だらけです。看護婦さんから、寮母さんから、「私はこんなことを言われた」「私も」「私も」と、ワーッと悪口のオンパレードです。

会議で悪口を出してしまったほうがいいのです。日頃は、感情を表に出してはいけないと教えられています。給料をもらってやっているプロですから、それは当たり前のことです。個人的な感情で動いてはいけません。あのおじいさんは好きだから行こう、あのおばあさんは嫌いだから話さない、なんてやってはいけません。だからその分、逆にこういう会議では、みんな出してしまえばいいんです。

〝悪口〟の後に同情論

二時間弱くらいしかないのに、一時間くらいワーッと悪口を出してしまいます。おもしろいことに、これくらい悪口を言いますと、みんな少し言い過ぎたかなと思うようになります。一応プロとしてやっているのですから、ちょっとみっともないなという気になり、意図したわけでもなんでもないのですが、そのうち誰かから必ず同情論が出てきます。

これには、びっくりしました。いちばんこの人とやり合っていた寮母さんから、「でもね、私はあの人の気持ちわかるのよ」という声が出たんです。わかるのなら喧嘩しなければいいと思うのですが……。「あの人は、旦那と離婚して女手一つで一生懸命生きてきた人でしょう」と言うのです。その寮母さんも離婚して、女手一つで息子を育てていろいろ苦労してきているのです。「私、気持ちわかるわ。一生懸命生きてきた人が人の手を借りなければ生きていけなくなったということは、それは悔しいわよ」と言うわけです。

すると、すかさずソーシャルワーカーが、M・Hさんの生活歴を説明し始めます。本当にすごい人生です。いままで男勝りでがんばって、必死にやって来たのです。「だから、今の状態というのは、彼女は本当に悔しいだろうね」というような話をみんなにするわけです。

そのうち、誰かが、「そういえば最近、〝ぼく〟が面会に来ないよね」と言います。「あれは、引き取る気ないわよ。〝ぼく〟に見捨てられたら生きていく気力も失うわよ。〝ぼく〟が生きる目的でやってきたのだからね」という話をします。そうすると、また、ソーシャルワーカーが面会簿を持ってきて、面会の回数がだんだん減っていることを数字で示します。そうすると、「ああ、そうか」ということになります。

次に一体どういう関わり合いをすればいいのだろうか、という話し合いになってきました。どうしたらいい、こうしたらいいと意見が出るのですが、これがまとまらないのです。意見が二つに分かれます。ハト派とタカ派です。

ハト派とタカ派は非妥協的

ハト派というのは、だいたい社会福祉の勉強をちゃんと受けてきている人と、うちの施設の場合だと、クリスチャンの方です。ハト派の合い言葉は何だと思いますか。ハト派の合い言葉は、「受容」ということです。バイステックというアメリカの学者がいます。『ケースワークの原則』（誠信書房）という本を書いていますが、彼のいくつかの原則を挙げれば、だいたいハト派の主張になります。「本人はいまたいへん不安定な状態にいるのだから、私たちが保護的に、傾聴的に受容してあげて、自己決定ができるようになるまで見守ってあげなくてはいけない」というようなことを言うのが、だいたいハト派です。

ところが、「そんな高尚な理論は通用する相手と通用しない相手がいるわよ」と言うのがタカ派です。こちらは勉強はしてきておりません。だけど、生活感だけは旺盛というおばちゃん集団が、だいたいタカ派です。「そんなことばっかり言っているから、いつまでたってもグズグズしてまとまらないのよ。こういうタイプには、偉い人がガツンと言えばいいのよ」と言うわけです。訓練も、朝の会も出なきゃダメだと、園長か誰かが強く言えばいいんだ、そうしないからいつまでもダラダラと問題が長びくのよ、というのがタカ派です。

これが対立するのです。非妥協的です。職員同士なのにほとんど口もきかなくなります。それはそうです。つまり、それぞれの職員は別に老人の話をしているのではなくて、自分の人生観の話になっているからです。

自分が親からどう育てられたか、自分の子どもをどう育てているのかということを、老人をダシにしてしゃべっているわけですね。M・Hさんの話ではなくて、他の老人の話をしていても、ハト派はハト派、タカ派はタカ派です。人生観の違いですから、もう大変です。まったく話がまとまりません。

時間がなくなってきました。そろそろ結論を出さなくてはいけません。だいたいどこの施設でもみんなが園長のほうを向いて、「園長どっちでいくのですか、決めてください」となります。

園長は困ります。ハト派の肩をもってタカ派がすねると怖いです。タカ派の味方をしてハト派が辞めると困ります。園長は、「うーん、もうちょっと様子をみようか」

と、いつも結論は曖昧に終わります。

曖昧《あいまい》さを引き受ける度量

ケース会議の結論はいつも曖昧でした。けれど介護の現場ではとくに曖昧さを恐れないほうがいいですね。

一つに決めるというのは、ある意味ではスッキリするのですが、間違えるとひどいことになります。そうではなくて、ああかもしれない、こうかもしれないと、曖昧にするやり方というのは、すっきりとはいかないですが、大きな間違いはしません。ですから、人間というような曖昧なものを相手にしているケース会議のようなときには、曖昧でいいと思います。むしろ、曖昧さを引き受ける職員の度量がいいケアを生むようです。

けれども、医療の診察というときには、曖昧では困ります。たとえば、肺がおかしいので診てくださいというときに、「肺炎かもしれないし、肺ガンかもしれないし、もう少し様子をみようか」と言われたら、「ちゃんと検査をしてどちらか決めてください」と言いたくなります。一方、人間とか生活とかを相手にしている場合には、曖昧でもいいんです。曖昧という言葉がいけないとしたら、最近の言葉で〝ファジー〟であるということです。

私たちは、実はこの後いろいろな知恵を学びました。たとえばハト派とタカ派の両方をやるのです。つまり、ハト派がハト派をやるとズルズルとなりいつまでも解決しませんし、タカ派がタカ派をやると怖いですよね。だから、全員がハト派、全員がタカ派になる必要はないので、両方やろうという結論を出したことがあります。

そのときに、役割交替をします。ハト派がタカ派になります。タカ派を主張していた人がハト派役をやるのです。これがいちばん効きました。ハト派というのは、いちばん自分のことをわかってくれていると老人は思っていますから、その人がちょっと厳しいことを言うと、すっと聞いてくれます。いつも喧嘩をしているタカ派が、ニコッと優しくやって来ますと、気持ちは悪いのですが、これもよく効くのです。だから、役割交替ということで両方から攻めていこう、とやってきました。

しかし、まだこのときはこういう知恵を知りませんから、園長は厳しくするか、甘くするかという選択を迫られます。両方いっしょにとは言えないから、ハト派でもタカ派でもどちらでもいいから、何か具体的なことを決めようという提案をします。

具体的プランは二つだけ

二時間近い会議の中で、具体的な方策として出てきたものは、二つしかありませんでした。ある若い寮母さんが、手が冷えるからといって出て来ないのだから、手袋をしてもらったらいいじゃないの、と言ったのです。そしたら、年配の寮母さんに「なに言ってんのよ。そんな問題じゃないわよ」と一喝されて、それでその話はおしまいでした。それはそうでしょう。手が冷えるからというのは、一つの言い訳ですから、手袋をしたらいいという問題ではないでしょう。でも、他に何もありませんから、具体策の一つとして「手袋をする」となりました。

もう一つは、息子さんが彼女を引き取る気があるのかないのかはっきりしないと、方針が出ないということでした。引き取るとなれば、家に帰るにはどうしたらいいか具体策を考えますし、引き取らないとなれば、ここで暮らしていくという方針の下で、どうしたら落ち着いてもらえるかを考えていこう、ということになりました。帰るか

初めてのケース会議、“M・Hさん対策会議”での対応策。
なんとか具体案を見出したかった。

M.Hさんへのケアプラン

① 手袋をしてもらったらどうか

② 息子さんの意思の確認

→　引き取る気があるかどうか

帰らないかという二者択一よりは、どういう条件が整えば帰ることができますか、というふうに、具体的な条件を詰めようということになりました。息子の意思の確認です。具体策はこの二点だけです〔上図〕。

次は、誰がどのようにやるかというのが問題になります。息子さんの意思の確認は、主任指導員の仕事、ということになりました。面会に来てくれと言っても来てくれない、しょうがないから日曜日に彼女が出向いて喫茶店で会おう、ということになりました。

問題は手袋のほうです。日頃から喧嘩をしているような寮母が、「そんなに冷えるなら手袋でもして出て来ればいいじゃない」なんて言うと、「私は特別な身体だから」と言われるに決まっています。だから、いちばん人間関係のいい人でなければいけま

誰が伝えるか

①　手袋　→　寮母長から

②　息子さんの意思　→　主任指導員から

せん。

誰がいいかとなると、みんな寮母長の顔を見ます。寮母長は、どんな老人にも嫌な顔一つしたことがないという人格者です。誰が猫の首に鈴をつけるかということですから、みんな寮母長の顔を見るんです。寮母長も、私しかいないわよね、という顔をして、「私の精神衛生のいいときに、本人の機嫌の良さそうなときを見計らって、話してみるわ。でも期待しないで」ということで会議は打ち切られました。夕食の準備がありますから、みんな散っていきました。私は、相談室に帰って会議の内容をまとめました〔上図〕。

それが四時頃で、仕事が終わるのは五時半です。それまで食事の配膳をして、食事の介助をして、下膳して、いちばん忙しい時間帯です。ですからそれ以降、M・Hさんの四人部屋に五時半までに入ったのは、寮母さんが配膳と下膳で何回か入りましたが、それ以外は誰も入らなかったはずです。

なぜこんな不思議なことが

ここで不思議なことが起こりました。昼間の仕事は五時半までに片づけて、残して帰らないようにしています。老人と約束したことはちゃんとやってから帰るようにしています。夜勤の人に仕事を残さないように、スキンシップまでして落ち着かせて帰るようにしていたのです。

朝は、一日の始まりですから、刺激を与えるように明るく声をかけていきます。夕方になって引くときは、これから落ち着いて寝ていただくわけですから、そういう問題はすべて片づけて、スキンシップをして帰るのです。

それで、もう五時半ですから、バタバタと後片付けをしているときに、寮母長が廊下を通っていたら、M・Hさんが「ちょっと、ちょっと」と呼び止めたそうです。そこで寮母長が「何ですか?」と聞くと、「実は私、来週から朝の会にも訓練にも出ようと思うのだけど、一つだけ頼みがある。それをきいてくれたら出ようと思う」と言いました。寮母長が「頼みは何？」と聞くと、「手袋を買ってきてほしい」と言うのだそうです。「左手だけの手袋なんて売ってないよね。その手袋をして、手の冷えを押さえて、朝出ていこうと思う」と寮母長に言ったものですから、寮母長はあわてて相談室に来ました。「誰がしゃべったの？」というわけです。

誰がしゃべったのかと聞かれても、「寮母長が話すことになっているでしょう、部屋にも入っていませんよ」とみんなが答えます。誰に聞いても、誰も「忙しいからそんなことしゃべっていません」と言います。その日の帰り道、「不思議なことがあるものね」とみんなで言いながら帰りました。

ケース会議をやったその日に、本人がそういうことを言い始めたのです。さあ、この理由は何でしょうか。

みなさんエーッと言いますが、それほど劇的ではないにしても、これと似たようなことが現場ではよく起こっているのです。考えられる理由を最低四つ、挙げてみてください。

会議を察知した？

では、まず一つ目です。彼女には超能力があって、会議室で話していたことが全部聞こえていたというのはどうでしょう。こういうことを言うと、非科学的ですからダメですね。常識のある人は、二つ目の理由を挙げると思います。それは、「偶然」ということです。そのときも、「世の中には偶然ということがあるものだね」と言いながら、みんなで帰りました。

ところが、この会議が結果的にうまくいったものだから、毎月一回やろうということになりました。それでやっていくと、同じようなことがまた起こります。たとえば、「Aさんは最近元気がないから、このグループに入れてみよう」ということになると、まだその方針を実行していないのに、良くなるのです。あるいは、方針は間違っていたのに、それでも良くなるということがかなり出てきました。つまり、ケース会議をやったというだけで良くなるのです。

それで、六か月くらい後に、「ああ、M・Hさんのケースも偶然ではなかったね」

ということになったのです。これは何だと思いますか？

おそらくこういう意見も出たでしょう。ケース会議を本人が察知したんじゃないか、という意見です。土曜の午後、どうも幹部がいないので、集まって会議をしているに違いないと考えたんじゃないか。あるいは、誰か歩ける他の老人が、ケース会議を覗いて、「みんなが会議室に集まって、けんけんがくがく何かやっているらしい」と、廊下で話しているのを聞いたのかもしれません。

老人というのは、自分が迷惑をかけているということをよく知っているのです。わがままや、迷惑をかけているということを知りながら生活しているのです。むしろ、わがままや迷惑をかけようと思ってやっているのです。だから、いま会議をやるということは、私のことについてに違いないと察知する、ここまでは推測できます。会議をやっていることを察知したとして、なぜ月曜から出ていく気になったかという理由が、ここで二つに分かれると思います。どちらを選ぶかで、みなさんがハト派かタカ派かがわかります。

ハト派は、「私が困らせたために、みんなで集まって、真面目にそこまで考えてくれている」というので感激して、それで心を入れ替えよう、ちゃんと出ていこうと考えたんだろう、こう思うでしょう。

タカ派は、「私が困らせたために、みんなで会議をやっている。下手すると追い出されるぞ」と考える。タカ派は現実的でちょっと寂しいですけど、ハト派は甘いですよね（左図）。

ところが、会議がバレるということはあり得ないんです。うちの施設は、会議室は一階にありました。居室は二階です。しかも土曜の午後となると、だいたい私たちは訪問に行っていて、いないことはしょっちゅうありましたから、会議をやっているということを察知したということは、おそらくないという気がします。

何かが変わったはず

そうすると、考えられることは他の何か、ということになります。これも非科学的と言われるかも知れませんが、気持ちが変わるとそれが相手に伝わる、ということをよく言うじゃないですか。こちらの気持ちが変わると相手にちゃんと伝わるとか、こちらの見方を変えると状況が違ってくる、ということが起こり得ます。子どもなんか

変化の理由

1．超能力

2．偶然

3．ケース会議を察知して

ハト派（　　　　　　　　　）

タカ派（　　　　　　　　　）

はそうですね。こちらの気持ちを入れ替えると、ものすごく関係が良くなるということがありますから、おそらくそれだろうと考えられます。

会議で、最初みんなで悪口を言いました。それは一種のカタルシスといって、スーッとして、モヤモヤとあった霧が晴れてくる。そして彼女がいまどういう状況にあるのかということも、だいたいわかってくる。それで、職員のイライラしていた気持ちがなくなったということもあるでしょう。

こちらの気持ちが変わって心にゆとりができたから、老人も変わったのだという言い方は、すごく現場としてはわかるのだけれど、気持ちを伝える物質というのはないのです。いまのところ発見されていないから、非科学的だと言われます。だから、何か具体的なものをとおしてそれが伝わった、ということを言わなければなりません。

なんで伝わったのでしょうか。会議の後、彼女と接触したのは、配膳で何人かが出たり入ったりしただけで、話も交わしていません。意識的にはみんな何もやっていません。ということは、無意識に、何かこちらが変わったということが相手に伝わっているのです。

まず態度、あるいは、表情です。この表情の中で、相手にいちばん影響を与えるものがあります〔左図〕。どんな表情でしょう。目ですね。よく大田仁史先生〔＊6〕が、「言葉は誤魔化しがきくが、自律神経は誤魔化しがきかないので、老人といい人間関係ができているかどうか知りたかったら目を見なさい」と言われます。「好きな人と会うと、瞳孔が開き、嫌な人と会うと閉じるんです。だから、老人といい関係ができているかどうかを見るときは、目を見なさい。瞳孔が開いていれば、ああいい人間関係だなと言えますよ。開きっぱなしは怖いですよ」と。

目というと、眼差しなんて言い方をしますよね。眼差しというのもよくわからない言い方で、目から光線が出ているわけでもないですし、目の回りのシワの寄せ方が違うといったことでもありません。解剖学的にはなかなか意味がつかめない言い方です。

何かが変わったのか

意識的なもの

無意識的なもの
- 表情（特に目）
- 声の調子
- 態度
-

あるいは、言葉は意識的に交わしていないのだから、言葉の内容そのものよりも、声の調子とかが微妙に変わっていて、それが伝わった一つの要因だとも考えられます。この会議の後、何人かの職員は無意識レベルである変化が起こったと思うのです。

そんなことくらいで、相手に伝わるのかと思うかもしれないけど、会議をやる前と比べてほしいのです。この人は、最大の問題老人でした。ナースコールはしょっちゅう鳴らすわ、「ちょっと、ちょっと」と呼び止めるわで、たいした用事でもないのに捕まると長いのでみんな困っていたのです。

廊下を歩いていると、いつも呼び止められるから、どうせ大した用事でもないだろうと思って、聞こえているのに聞こえないふりをして通り過ぎる。そういうことを、私はよくやっていました。私は、どちらかというと真面目な職員のほうですが、その私がやっていたということは、他の職員も同じように通り過ぎていたと思われます。寮母長はうんと真面目な人ですから、そんなことはなかったでしょうが、他の職員は、呼んでいても聞こえないふりをしていたと思います。

そんなことが日常化すると、自分が呼んだときは来ないなということは、本人もわかります。それでも、どうしても部屋に入らなければならないときがあります。彼女は部屋に入って左側のベッドですが、奥の右側にオムツ交換が必要な老人がいました。そういうときは、左側を見ずにスッと入って、出ていくときも右回りに回って出ていこうとします。ところが部屋を出るあと一歩というときに、「ちょっと、ちょっと」と呼び止められてしまいます。

廊下にいるときは聞こえないふりもできますが、部屋の中では無理でしょう。「ああ、あと一歩だったのに」と思いながら、「なんですか?」と振り向きます。そのときの「なんですか?」の「か?」が、どうしても強くなります。声の調子が半オクターブくらい高くなり、目も鋭くなります。目のところにシワが寄っているという対応を、みんな無意識にしていたわけです。

ところが、あれだけ悪口を言って、彼女の状態が少しわかった後で部屋に入ったときは、「きょうはどうしているのかな」とチラッと見たと思うのです。ひょっとしたら、一人くらいはこちらから「きょうは調子はどうですか」とか、「手の調子はどう?」と声をかけたかもしれません。

おそらくそれで伝わったのでしょう。そしておそらく、みなさんの答えにも出てきたかも知れませんが、だいたい物事がこじれて、前向きにならなければと思う時期というのは、みんな一緒なのです。たとえば夫婦喧嘩をしていて、お互いに口をきかないことがありますよね。でも、だいたい同じくらいに、これ以上もめると嫌だからと、「ちょっと話があるのだけど」と言いだす。すると、相手も「ああ、俺も話があるんだ」となります。

こっちがもう嫌気がさして、顔も見たくないと思っているときは、向こうも見たくないと思っています。前向きになんとかしなければと思い直したときは、実は相手も思っているのです。

そこへ、職員が入室してチラッと見たり、声の調子もちょっと変わって、「なんですか?」という声の調子が優しくなったので、ああ、風向きが変わったなという感じを相手がもったのではないでしょうか。

そこで、Ｍ・Ｈさんが考えたこともいいじゃないですか。寮母長に手袋を頼むのですからね。こちらがケース会議を開いて十数人でやっと考えたことを、さすがは当事者です、一人で考えついたわけです。人間の考えつくことは、そんなに違うことではないなと思いましたが、本人は本当は手袋なんかいらないんです。でも、これまで出ないと言い張っていて、そのままさっと出ていくと、口の悪い職員がいて、「あなた手のしびれはどうしたの？」とかなんとか嫌味を言います。だから、出ていくに際しては、〝大義名分〟がいるのです。手袋を買ってきてもらったので、手の冷えも防ぐことができたので出てこれた、という大義名分です。

＊6　**大田仁史**　リハビリテーション専門医で老人の在宅リハビリの草分け的存在。著書に『心にふれる』『芯から支える』（荘道社）など。

ケース会議を開く前に問題解決

それがわかって、それまでの謎が全部解けていきました。たとえば、このグループに入ってもらって、あの人と仲良くしてもらおうという方針を決めて入ってもらったけれど、やっぱり巧くいかなかった。そのときは「グループには入らない」と帰った人でも、次の月にケース会議で集まったときに、「あの人はどうなりましたか」と聞くと、「元気になっていまは明るいですよ」ということになります。

それはなぜかというと、みんな問題があるからと無意識に逃げて、向き合おうとしなかったことが、なんとかしなくてはということになって、本人にとってはとんちんかんで、結果的には間違った方針にもかかわらず、それでも積極的に関わることによって、関係が豊かになっていくのです。それだけで良くなったということだろうと思います。

そういう意味では、もっと極端な例が出てきました。ケース会議は毎月一回で、一人は新しく入ってきた人について、もう一人はいま問題になっている人についてと、二ケースくらいやります。そして、会議の終わりに、来月は誰をやろうかという話し合いをします。誰々さんが落ち込んでいるからその人をお願いします、と誰かが言うと、それじゃあ来月はその人についてやりましょう、ということで解散します。そして次の月、その人のことを話してくださいということで議題にのせようとすると、

「もういいんです」と言われることがよくあるんです。もう問題は解決しました、ということが何回かありました。これは、どうしてでしょう。

要するに、一か月後のケース会議に出て、その人について何かしゃべらなければならないのです。そのときに、悪口や愚痴ばっかりではカッコ悪いですから、その人のことを観察したり、関わってみたりして、何かきっかけをつかまなければいけません。そうすると、みんなその人のところに行って、顔色を見たり、話しかけたりするようになります。それだけでどんどん良くなったというケースがいっぱいあります。これを私たちは〝関係の力〟と呼んでいます。

そうすると、関係の出発点というのは、無意識です。逆に言うと、無意識のうちに老人をダメにするということがいっぱいある、ということです。関係から逃げたり、関心をもたないということによって、人間はどんどんダメにされていきます。逆に関係が豊かになり、興味や関心をもってくれている人がいるというだけで、お年寄りは元気になっていきます。それくらい大きな力を、目に見えない関係というのはもっているのだということが、これらのケースからわかります。

Ｍ・Ｈさんの問題点

Ｍ・Ｈさんはこれをきっかけにどうなったかというと、手袋をして朝も出てくるようになり、どんどん元気になりました。在宅復帰はできなくて、特養ホームで生活するということになりましたが、彼女が落ち着いて生活できるようになるには、私たちの無意識や意識についての、これまた無意識的やら意識的な変化が不可欠でした。ケース会議でＭ・Ｈさんについて出てきた問題点というのを列挙してみましょう。

いまから挙げる問題点は、Ｍ・Ｈさんだけのことではなく、病院でも地域でも、問題老人と言われている人たちは、だいたいこう言われていると思います。言葉は重複するかもしれませんが、挙げてみます。

まず、たいへん「自己中心的」であるということ。こんなに適応力のない、集団生活に向かない人は初めてだ、という意見がすごく出ました。何時から朝の会ですよと言っても、遅れてやって来ますし、食堂に来る時間も気まぐれです。しかも自分のことしか頭にないと、いつも看護婦さんが怒っていました。隣のおばあさんの胸を開けてお医者さんが聴診器を当てていると、彼女が「ちょっと先生、タオル取って」と言い出すのです。「あの人は状況をわきまえない」と、看護婦さんはカッカしていました。

それと同じようなことですが、問題老人と言われる人たちは、たいへん「わがまま」です。食べるものの好き嫌いははっきりしていますから、お膳に嫌いなものがのっていると、「もって行け、見とう（たく）もない」と言います。そして、自分でふりかけとか佃煮でご飯を食べるんです。

三番目には、同じようなことかも知れませんが「自分勝手」です。

それから、一言いうとワーッと感情的になって言い返しますし、プイッと怒ったりもします。したがって「感情的」です。

そのくせ、隣の人にはご飯を食べる順番まで指図するということで、「お節介」です。

さらに、他人のことはいろいろお節介するくせに、自分のことは意外とだらしないんです。服などもボタンのかけ違いなどよくするのですが、「ちゃんと着なさいよ」と言っても、「いや、着たらいっしょだ」なんて言います。ショールなども肩にかけるのですが、ダラーッとさせてだらしないんです。つまり「大まか」です。

最後に、「説得無効」です。いくら理詰めで話をしてもダメです。どんな説得でも

M.Hさんの問題点

1．自己中心的
2．わがまま
3．自分勝手
4．感情的
5．お節介
6．大まか
7．説得無効

一切無効でした。

これらが、Ｍ・Ｈさんについて出てきた問題点でした〔上図〕。

問題点を挙げて、これをなんとかしていこうというのが医療のやり方です。たとえば、看護婦さんたちがやっているＰＯＳ〔＊７〕というのがあります。問題点を＃《シャープ》１、＃２、＃３と挙げていって、それに対する関わり方をそれぞれ出していくというやり方です。これは、疾患を持った若い人にはたいへん有効なやり方だと思いますが、生活期のお年寄りの場合には、問題点を挙げてそれを変えていこうというのは、かえって老人をダメにすることが多いのです。

いろいろな老人がいました。波乱万丈な生活を送ってきて、話を聞くと無茶苦茶おもしろいというおじいさんがいました。家族は大変だったろうなと思います。自己破滅型の人から、いろいろな人がいますが、そういう人は問題点がいっぱいあるんです。でも、そういう人を変えようと思って変わったことはないんです。私たちはことわざを作りました。「老人の性格を変えるくらいなら、猫に社交ダンスを教えるほうが簡単だ」と。つまり、こちらが変わるほうが簡単なんです。

＊7 POS　"Problem oriented system" といい、問題点指向型システムということ。ナンバーという意味の#（シャープ）で問題点を挙げていって、それぞれに対応策を挙げていくシステム。それに対して私たちは、GOS（Goodness oriented system）なんて言って、いい点を挙げていって、そこにアプローチしています。

老人のいい点を見つけ出す

専門家ですから、問題点は知っておく必要があります。ところが、そこにアプローチして良くなるということは、老人の場合はほとんどありません。性格でもそうですが、問題点のほとんどは、慢性疾患や障害です。これを良くしようと思って薬を投与すると、逆にそれによって副作用が出てきてしまう。そこにまた薬を投与して、さらに別の副作用が出てくるという悪循環を、老人医療の世界というのは繰り返してきました。

そういう問題点は、考慮すべき点として知っておかなければいけませんが、逆をやらなきゃいけないんです。いい点を見つけるんです。そしてそこにアプローチするんです。いい点を引き出すんですね。これを私たちはＰＯＳに対して、ＧＯＳ（Goodness oriented system）なんて勝手に呼んでいるんですけど。ここで、私たちの見方が変わる、関わり方が変わってきます。

私が初めて訪問に行ってやることは二つあります。一つは、本人と握手をして、「思いっきり握って」と言います。それで、こちらの手が痛いくらいだと一人で起き上がれるというサインですから、寝たきりにしないよう、起き上がれるようになるための指導をしよう、ということになります。

もう一つは、いい点を見つけて誉めてあげる、ということを必ずやります。本人と家族の目の前で誉めてあげるんです。脳卒中になってから誉められたことはないわけです。「がんばれ、がんばれ」とは言われてきましたが、あるがままの自分が誉められたという経験はまずありません。とくに家族は、本人の元気なころと比べてダメな点ばかり見えてしまいます。当たり前です。でも私たちは、脳卒中になってから付き合い始めますから、過去の姿を知りません。ですから、彼らをいま、あるがままに見ることができるんです。

ところが、保健婦さんに引っ張っていかれるケースというのは、問題点だらけだからこそ、わざわざＰＴを引っ張っていくわけでしょう。なので、問題点を挙げるには苦労はしません。寝たきり一〇年、見当識障害（＋＋＋《スリープラス》）、筋肉の低下（＋＋＋）、ＡＤＬ全面介助、腎臓、肝臓ともに悪く、骨粗鬆症（＋＋＋）、本人の意欲なし、家族の協力なし、といくらでも挙がります。

そういうふうに見ても、どこからアプローチしていいかわかりませんし、そういう目で見られているというのは、老人にもわかるのです。そういう見られ方では、元気も出ません。なぜなら、「おじいちゃん、一〇年も寝たきりだって？　筋力も落ちているし、内臓も悪いんだって。他に骨も頭もスカスカらしいね。さあ、がんばりましょう」と言っても、がんばれるわけがないんです。

逆に私たちはいい点を見つけて誉めてあげて、笑顔を引き出したいんですよ。おじいさんの場合は、身体を見ると問題点だらけですから、家の中を見渡してみてください。古い家ほどありがたいです。男の人なら必ず過去の栄光を示すものがあると思います。表彰状の一枚や二枚、トロフィーの一つや二つ必ずあるでしょう。

真面目だけが取柄だったというお父さんでしたが、「長年勤続表彰状、運輸大臣橋本龍太郎」というのがありました。「お父さん、あれ何ですか？」と聞くと、「いや、国鉄で三〇年勤めてもらったものだ」と言います。「うわぁ、三〇年もひとつの仕事をやってこられたのですか。たいしたものですね。私はいちばん短い仕事で三日です」とかなんとか言うと、ニコッと笑ってくれます。

ここから、私たちの付き合いが始まります。専門家と患者の付き合いというのは、専門家の側が一方的に問題点を見つけるというところから始まっていきます。それが必要なときもありますが、それで老人がダメになってきたという気がします。そういう関係が必要だった急性期は過ぎたわけですから、そうではなくて、共通の喜びを持つというところから、付き合い、相互的な関係が始まります。

ところが、おばあさんの場合は、ないんです。いまのおばあさん方というのは、ほとんどが専業主婦ですから、表彰状やトロフィーはありません。台所に行って「立派な鍋ですね」と言うわけにもいきませんので、しばらくはどうしようかと困っていたのです。そのうちに、「おばあさんは色が白いですね」と言うと、ニコッとすることがわかってきました。昔は色白というのは、美人の代名詞だったのです。「さぞ、ベッピンさんだったでしょう」と言うと、さらにニコッとしてくれます。ああ、これだなと思って、この手をよく使いました。白いはずですよ、何年も外に出ていないのですから。

ネガをポジに転化する

無理して、いい点を探さなくてもいいんです。人間というのは、みんないい点を持っています。長所と短所を逆だと思っている人が多いのですが、あれは一つの性格の表裏なのです。いいほうに出ると長所で、悪いほうに出ると短所です。

頭がいいというのは、見方を変えれば、ずるがしこいということです。人を騙すのに長けているということにもなるわけです。神経質というのはマイナスなイメージで言われますが、いいほうに考えると、繊細な神経の持ち主ということになります。

根が明るいというのは、すごくいいことのように言われますが、要するにパッパラパーだということでもあります。根が暗いというのは、いまの若い人は相手にしませんが、「内面的な方ですね」とか、「文学的な方ですね」と言えばいいわけです。

ですから、みなさん方でも、「私は短所ばかりで長所がないのよ」なんて言う人がいますが、そういうことはないわけで、短所だと思っている性格がいいほうに出ていけば、これは長所になるんです。「私は長所ばっかりで短所がないわ」と言う人は、その厚かましいところが短所なわけです。

子どもの教育にも共通していると思うのですが、そうやっていいところを見つけてそこにアプローチしていこうというのが、急性期を過ぎたお年寄り、障害を持ったり、呆けた老人に対する接し方で、それは発想を変えるだけでできるということになります。

そうすると、さきほど列挙したのは、M・Hさんの問題点ばかりを挙げつらうやり方ですから、これでは彼女は元気にはなれません。生き生きしません。

問題点というと聞こえがいいですが、要するに悪口ばっかりなんです。つまり、その人の一面しか見ていなかったということです。なんで一面しか見ていないのかというと、介護現場というのは、どうしてもそうなりがちなんです。オムツ交換やお風呂をいかに効率的にやろうかと思うと、それを阻害するものというのは、すべて相手の問題点に見えてくるんです。相手を受け身にしていると絶対そうなりますから、いいところは見えてきません。つまり、介護場面という狭い世界だけで見ていると、こういう問題点しか見えてこないのです。

さあ、発想を変えなくてはいけません。神経質だというのを、繊細な心遣いができるのだ、というふうに、マイナスをプラスにしました。言わば、ネガをポジに変えていくという作業をしました。このことをさらにふみ込んでみましょう。

一から七まで挙げたM・Hさんの問題点、つまり「自己中心的」「わがまま」「自分勝手」、この三つはよく似ています。それから「感情的」「お節介」「大まか（だらしない）」「説得無効」と、これは全部マイナスです。これを全部プラスに言い換えていただきたいのです。問題老人でなくても、こういう性格の人は、みなさんの職場のまわりにいるでしょう。そういう人を思い浮かべながらやるといいですね。血液型でいうとB型です。B型の人は名誉回復がかかっていますから、B型の性格は実はこうなんだというのを実証するためにもがんばってください。

〝わがまま〟は天真爛漫

では、一番からいきましょう。「自己中心的」を言い換えてみますと、主体性がある、あるいは自発性がある、個人として確立している。中心となるべき自己がある、と言うことができます。

では、「わがまま」はどうでしょう。先ほどの食事の例でいきますと、嫌いなものは食べないというのは、あれはむしろ個性的と言うべきです。一人暮らしをしていたら、嫌いなものは買って食べませんけど、集団生活だと嫌いなものが出てくる。それを食べないことをわがままだと言ったりしてる、ということはあります。それは、個性的といってもいいのかなという気がします。自己主張があるということでもありますね。老人というのは、たいがい自己主張しません。言いたいことがあっても、陰でこそこそ言います。

それに比べれば、自己主張がちゃんとあるほうがいいじゃないか。あるいは「正直」だと言ってもいいですね。思っていることを言っているだけだ、ということでしょう。

「天真爛漫」というのもいいです。「天真爛漫なお子さんですね」と言われたら、「わがままなガキだ」と言われていると思ってください。天真爛漫みたいな四文字熟語で、自己中心的を言い換える言葉が他にもありますか。天衣無縫というのがありますね。

「自分勝手」はどうしましょうか。これにはいい言葉があります。マイペースです。「自分勝手な人ね」と言わずに、「マイペースな人ね」と言えばいいのです。

「感情的」はどうしましょうか。これは、情緒豊か、明るいです。B型の人は本当に明るくていいです。〝便所の百ワット〟って言われています。無駄な明るさということですけれど。

「お節介」は世話好き、社交的です。「だらしない」とか「大まか（だらしない）」は、小さいことは気にしない、おおらかということです。

最後の「説得無効」というのは、逆に何々だったら有効というのがあります。説得は無効です。理論で責めるのは無理です。では何が有効なのかというと、おだてです。つまり情緒的に攻めろということです〔左図〕。

M.Hさんの問題点をプラスに転化する

1．自己中心的 →
2．わがまま →
3．自分勝手 →
4．感情的 →
5．お節介 →
6．大まか →
7．説得無効 →

いい点が出てくる場面づくり

こういうふうに、見方を変えようよ、ということです。先ほど言いましたように、介護場面だけで付き合っていると、悪いほうしか見えないんです。そうすると、M・Hさんがこういう良さを出す場面というのはどういう場面かというのを、考えてみてください。この人に関して、いいほうが出てくるような場面というのは、どういうとき、どういう場面設定、どういう役割をさせたときでしょうか。どういう関係の中に入れると、良さが出てくるでしょうか。

なんとなくわかるでしょう。これは、レクリエーションの場面ですごくいい役割をしてくれるのです。遊びリテーション〔＊8〕の、雰囲気的リーダーになっていただくことにしました。遅れてきたりしますので、人格的リーダーにはなれません。しかし、雰囲気づくりはたいしたものです。私の園では、〝片マヒグループ〟というのをつくっていまして、片マヒの車イスの人が週に一回、午後に集まってレクリエーションをやっていました。最初は、右マヒの男性がほとんどでした。けれど、右マヒの方では盛り上がらないんです。

右マヒの人は深刻に悩むタイプの人が多くて、言葉の出ない人もいます。拍手をしようにも右手は使えません。輪投げなんかやっても静かです。おまけに指導しているのがA型の私ですから、盛り上げようと思えば思うほどどくたびれる、という感じでやっていました。ところが、左マヒの彼女に一人入ってもらうと、雰囲気が一変しました。

お節介ですから、人が投げているとき「がんばれー」なんて言うのです。輪投げが入ったりしますと、右手で車イスの横をバンバン叩いて、「よかった、よかった」と、自分のことのように喜びます。けれど、自分の番になって入らないと、プイと怒って帰ってしまいます。

「まあ、きょうはあなたが来てくれたおかげで、雰囲気が盛り上がって楽しかった。

また来週も来てね」と言うと、もう次の週からは一時間も前からやって来るという状況になり、本当に良くなりました。

それから、積極性が出てきました。右の物を左にもしなかった人が、宿直の晩に見ていますと、自分でショールをかけて、車イスに自分で乗り移って、片手片足で動かしながら、部屋から部屋へと訪ねていくのです。

珍しいことがあるものだな、と後からついていきました。部屋へ入ると、「誰か〝片マヒグループ〟の人はいませんか」と聞いて回っているのです。そして、その人たちを見つけると、「あの〝片マヒグループ〟って名前カッコ悪いじゃない。名前を変えようよ」と言って、相談して歩いていたのです。相談して歩いたというと聞こえはいいですが、もう名前は自分で「若葉グループ」と決めていたのです。

＊8　「遊びリテーション」　私たちが実践するレクリエーションのことをこう呼んでいます。「遊び」と「リハビリテーション」との合成語で、目的のない訓練とは違って、遊びながら自然に心と体が動いてしまう。

天国か地獄か

M・Hさんは、六十四歳で入園して、七十八歳で亡くなりました。結局、十四年間特別養護老人ホームで生活しました。十四年間、悪いほうで見られるのと、いいほうで見られるのとでは、天国と地獄ほどの差です。見方ひとつですが、十四年間の生活はすごく変わったと思います。そういうふうに見て、そういう場を作ってあげることで、彼女は、〝万年躁状態〟のような形でずっと明るく生きました。

実は、ここで挙げた問題点は、左マヒ特有の症状でもあるのです。左マヒになると性格が変わるというケースが多く、だいたい問題老人は左マヒの人が多いと思います。

私はとっくにホームを辞めていましたが、ある日、B型のケースワーカーの人から電話がかかってきました。「三好くん。実は、M・Hさんは、私の勘だけどもう先がないような気がする」と言うんです。B型の勘はよく当たります。「誰か会いたい人はいないの」と聞いたら、当時いた看護婦さんと私の名前を挙げたと言います。「会いに来ないと後で後悔することになると思うよ」と言いますから、タクシーに乗って会いに行きました。

久しぶりの施設で、私が知っている老人で残っている方もいましたが、半分が呆けていますから「私を覚えてる？」と聞いても、「知らんよ」という感じでした。中には「まあ上がんなさい」と、ベッドに上がれとかなんとか言われる方もいました。

Ｍ・Ｈさんは頭はしっかりしていましたが、ただ元気はなく痩せていて、私が「やあ、久しぶりだね」と言いますと、「近こう寄れ」と手招きします。「少し痩せたんじゃない？」と聞くと、「ここの飯がマズいんじゃ」と答えました。いまだにそんな憎まれ口を叩いていますから、おそらく大丈夫だろうと思っていましたが、その一週間後くらいに肺炎をこじらせて病院に入院して、亡くなりました。さすがに、ケースワーカーの彼女の勘は鋭かったなあ、という気がしました。非常に思い出に残る、ケース会議が定着するきっかけとなった方でした。

老いのマイナスイメージをプラスに

マイナスをプラスにしようという話をしてきましたが、こういう問題老人と言われる人だけではなくて、老人というだけで、問題点の集合体として見られていることが多いのです。老人問題が語られていますが、語られれば語られるほど、歳をとっていくのが怖くなっていくという風潮があります。それでは困りますので、もっと一般的に老いそのものにつきまとうマイナスイメージを、逆にプラスに転化していかなければならないと思います。

私たちが老人をどう思っているかということが、相手の老人に影響を与えるのです。お年寄りはもうどうしようもない、寝たきりで意欲もないし、これ以上やったって後は死を待つばかりだというふうに思っている人が関わっていると、老人は本当にダメになって死んでいくだけです。そうじゃないんだ、寝たきりになっても、もっと生き生きと人生が送れるはずだと思っている人が関わると、老人は本当にそうなるんですね。それが施設単位で起こっています。

職員集団が変わることによって、老人が変わっていって、死亡率まで大幅に低下をしていった実例が、『寝たきり地獄はもういやじゃ』(村上廣夫&誠和園ＳＴＡＦＦ、筒井書房)という本の中で、誠和園の方々がやってみせてくれています。あれだけ評判の悪かった老人病院でさえ、どんどん変わっています。

この間、八王子で特別講座を開きまして、熊本の松下明美さん〔＊9〕がお話をしてくださいましたが、昔はそこは評判の悪い病院で、夜勤明けで行ってみると、看護婦の詰め所から一升瓶がゴロゴロ転がり出てくるようなところでした。職員の倫理観もなければ、老人は床ずれと、肺炎と、尿路感染だらけだったと言います。でも、その三つは自分たちが作っているのではないかと思い、老人を起こし始めたら、尿路感染、床ずれ、肺炎がほとんどいないというところまで改善して、いまでは見学希望が絶えない病院になるくらいに変わってきました。

そのきっかけは、オムツ外し学会・九州版に職員が大勢参加して、老人の見方を変えたことだったんです。

それくらい、私たちがどう見るかということが、老人に影響を与えるわけです。

＊9　**松下明美**　熊本の悠紀会病院の総婦長（当時）。この講演の様子は、三好春樹、高口光子、松下明美の共著『現場がつくるケアプラン』（雲母書房）の中に「病院の手作りケアプラン」として詳しく報告されている。

〝高齢〟は阻害因子

一般的に老人というのは、特に医学の世界ではそうですが、マイナスの集合体です。まず、高齢というだけでマイナスという捉え方をします。老人のリハビリの本にさえ、リハビリ阻害因子という記述の中に「高齢」というのがありました。

つまり、リハビリテーションというのは、若くてやる気があって、帰るべき家があるというのを前提にした上でやるもののようです。そういうレールが敷いてあって、その上に乗っていくのがリハビリテーションなんでしょう。ですから、そのレールに乗ってこない老人はリハビリテーションの対象外だと言うんです。

いまだにPTなんかそうですね。私の友だちのPTで、病院に勤めている人たちが、最近、老人で困っているとよく言うんです。若い人は、訓練の指示さえ与えておけば、どんどん訓練をして帰って行く。それは、訓練して帰る家があるわけですから、一生懸命に苦しいのを我慢してやるんです。ところがお年寄りは、マンツーマンでついて一生懸命やってもよくならない、よくなっても帰れない、というわけです。

私たちが関わっている人たちは
問題点の集合体？

高齢（－）
慢性期（－）
寝たきり（－）
呆け（－）

お医者さんから次の訓練対象者として処方がくると、年齢をまず見るそうです。そして、「ああ、また年寄りが来た」と思うそうです。反対に、若い人が来ると喜ぶそうです。若い人は指示だけして、間違ったことさえしなければどんどん元気になって、退院するときには金一封を置いて帰る、というわけです。

同僚からは、「お前は若い人ばかりだな。若いの三人引き受けるから、年寄り一人と交換しよう」なんて言われるそうです。レートが三対一だそうです。年寄りは三倍以上大変だということです。マイナスの集合体というわけですね〔上図〕。医療の世界は、この典型です。

〝陳旧例〟は相手にしない

さらに、私たちが関わっているのは、慢性期と呼ばれている、治療はもう必要ないと言われている人ばかりです。これがまたマイナスです。

「脳卒中になって、もう十年です」と言われると、十年も経っていては、もう慢性期じゃないか、となります。まだ、慢性期と言ってくれるうちはいいです。〝陳旧例〟とか言いますが、陳腐で古いというわけです。

つまり、若くて、まだ倒れて間がないという人であれば、自分の専門的知識や技術を活かせるから、そういう人は大歓迎です。逆に慢性期の人は、いくら困っていても対象からは外したいんです。専門知識や技術を効果的に使えば、自分の仕事をちゃんとやった気がしますし、学会でも発表できます。それに治癒率が高いというほうがカッコ良いじゃないですか。最初から老人を排除しておけば、当然治癒率は上がります。したがって、慢性期というと相手にしてくれません。

寝たきりというと、もっとダメです。電話で「これこれこういう症状です」とか話していて、「それでは連れて来てください」と言われます。その後で、「実は寝たきりなんですけど」と言うと、「寝たきりじゃしょうがないだろう。寝たきりになる前に来なさい」とかなんとか、無理なことを言われます。タイムマシンがあるわけでもないのに。

呆けもそうです。「呆けじゃ訓練の指示ができない」と言うんです。呆けている人にどう身体を動かしてもらうのかを考えなきゃいけないはずなのに、呆けは最初から除外してしまうんです。「呆け、寝たきりはお断り」という形でやっているデイサービス、リハビリテーションはいっぱいあります。

これでは、なんのために専門職制度をつくったのかわかりません。困った人のために専門家というのをつくって、身分を保障しているわけです。それなのに、いちばん困っている人から逃げて、自分の専門性のために好みの相手を探すということになれば、話はまったく逆だということになります。

そこで、このマイナスのイメージを変えなくてはいけません。先ほどからやっているように、プラスに転化しようということをやりましょう。

高齢というのは、私はプラスでもマイナスでもないと思います。自然過程です。生きているということが、いいことでも悪いことでもなくて、気がついたら生きていたというのと同じように、歳をとっていくということは、マイナスでもプラスでもなく、符号を付けるような問題ではないのです。

しかし現状は、あんまりマイナスというイメージが強すぎますから、私たちはそれに対するアンチテーゼとして、プラスとして扱っていくというふうにしたいと思います。まず、いちばん老人に関わっている私たちが、マイナスからプラスにするということを態度で見せなくてはいけないのだろうと思います（左図）。

八〇過ぎたら生き仏

九〇歳を過ぎたおばあさんが、嫁に連れられて、デイサービスセンターにやって来るという場面を想像してください。おばあさんに向かって「いらっしゃい。お歳はいくつですか？」と聞きます。だいたい、代わってお嫁さんが答えます。「今年で九十一になるんです」と言いながら、もううんざりしています。「こんな歳になって、こんな身体になって、赤の他人に面倒を見てもらわなくてはいけない。まるで家の恥

問題点をプラスに転化する			
高齢	（−）	→	「80過ぎたら生き仏」
慢性期	（−）	→	生活期
寝たきり	（−）	→	体力と根性！
呆け	（−）	→	？

をさらすようなものだ。やれやれ、これがいつまで続くのだろうか」と、口には出しませんが、心のなかでは「一日も早く……」と思っています。

おばあさんも思っています。「こんな身体になって、この嫁に面倒をみてもらうとは思いもしなかった。ましてや、お国のために死ぬのは当たり前と教えられていたのに、お国に世話をかけるようになるとは、こんな申し訳ないことはない」と思っています。そんなときに、私たち介護職が、「ああ、九十一歳ですか。それじゃ、今さらね」なんていうようでは、これはもう救いようがありません。

そこで対応を変えましょう。「お歳はいくつですか？」「九十一です」「うわーっ、長生きですね。たいしたものですね。どうやったらそんな長生きができるのか、秘訣を教えてください」というふうに、長生きしていることを喜んであげてください。

障害児などに関わっている人たちの間に、こんなことわざがあります。「七歳までは神のうち」と言うそうです。七歳までは、天衣無縫、天真爛漫、神様みたいなものだから、怒ってはいけないというのです。いい言葉です。そういういいことわざを私たちも作らなくてはいけません。ですから作りました。「八〇過ぎたら生き仏」です。これで行きましょう。

今でこそ女性の平均寿命は八十四歳と言っていますが、平均寿命というのは、いま生まれた赤ん坊がこれから何年生きるか、ということです。今から八〇年前に生まれた方の平均寿命は、四〇歳代くらいです。だから、今の八〇歳代の方は、人の二倍生きていると思ってください。

生き仏さんですから、食べたいときが食事時です。それなのに、夕食を五時前に出して、三〇分経っても食べないからと下膳して、しかも〝食思不振〟なんて書いて、三日目くらいから鼻に管を入れるという専門職がいっぱいいるでしょう。こういう人は今に仏さまの罰が当ります。

生き仏さんですから、眠りたいときが夜です。ところが、ちょっと眠れないからといって、すぐに睡眠薬を出すのも、仏さまの罰が当ります。一般病院なんかで、同室に若い人がいて、「あのおばあさん夕べも騒いで寝させてくれなかった。今晩も騒いでいるからどうにかしてよ」なんて言われると、「しょうがない、睡眠薬をちょっと出そうか」ということになるらしいのですが、それも止めましょう。眠れないと言っている若い人に睡眠薬を出しましょう。若い人には副作用はないというデータが出ているわけですから。なんとか生き仏さんをダメにしないやり方というのを、みんなで考えていかなくてはいけません。

もう、八〇過ぎたら、解脱していると思ってください。ホーリーネームは〝ジジババ〟です。

〝寝たきり〟だってプラスになる

慢性期というのは、語呂が悪いです。これだけでマイナスという感じです。私は言い方を変えました。マヒした手足をもってどう生きていくのか、どう生活していくのかというのが問われている時期ですから、「生活期」と呼ぼう。慢性期というのは、治療を中心とした見方です。生活を中心としてみると、いまこそ大事な生活期ということになります。

では、急性期はどうなるかというと、「生活剥奪期」です。病気によって生活が剥奪されるのだから、これはしょうがない。けれども、もう病気は治っているのにまだ生活が剥奪されているということが、病院の中にはいっぱいあるじゃないですか。生活的な要素が大事になってきているのに、生活から遠ざけてはいないだろうか、という問い直しが必要なんです。

寝たきりはプラスにはできない、と思うかもしれませんが、そんなことはありません。「寝たきり何年やってますか?」「六年やっています」「うわぁ、六年ですか。大した体力と根性ですね」と誉めてあげてください。寝たまま飯食って、寝たままウンチしているというのは、すごい体力と根性がなければできません。

みなさんは、寝たきりの人というのは、病弱だと思っていませんか。でも、病弱の人はもう病院で亡くなっているのです。寝たきりになって、人の手を借りてもまだ生きていってやろうと思った人が、寝たきり老人です。なおかつ、特別養護老人ホームというのは、昔で言うと姥捨山です。そこへ送られて、そこでまた自分の個性を発揮して、友だちを作って、若い職員を手なづけて生きていこうというのが、特別養護老人ホームの老人です。

私は、最初に特別養護老人ホームに入職したとき、その人たちを弱者だと思っていましたが、あっという間に考え方が変わりました。これは強者です。強くなければこんなところでこんなふうに生きていけないよ、という気がしました。

寝たきり老人というのは、決してマイナスではないのです。ですから私たちは、「六年も寝たきりをやっていらっしゃるのですか。だったらお花見に行きましょうよ」と言って、外に連れて行きます。寝たきり老人というのは、本当に体力があります。お花見とか、運動会とかを施設でやりますが、老人は元気です。バテるのは職員ばかりです。すごい耐久力です。「寝たきりを六年もやってるのなら、温泉に一泊しに行きましょうよ。もう家で何千泊もしたんだから」と言って連れて行きましょう。なんとか療法なんかするより効きます。温泉に行くのがいちばん元気が出るんです。

呆けについては、また後で話しましょう。これもまたプラスに転化して、ちゃんとケアしている人たちをはじめ、デイサービスや特別養護老人ホームが全国にいっぱいあります。

ゆとりを持って手足を縛る？

このように、私たちの老人観というのを変えていこうということです。そういう新しい老人観をもった人が必要なのです。こういう老人観、人間観の転換をしないまま、どんどんシステムだけができていきます。けれども、世の中が悪い、政治が悪い、制度をもっと良くしようと、予算を二倍、職員を二倍にしたところで、老人には少しも良いことはありません。職員の数を二倍にしたら、ゆとりをもって手足を縛るというような皮肉な結果になるだけだ、と私は考えています。

そうではなくて、たった一人でできます。世の中が悪いとか、制度が良くないとだけ言い続けて、制度が良くなるのを待っていたら、今の老人はみんな死んでしまいます。今、ここでできることから始めなくてはいけません。なぜなら、先ほどもお話ししましたように、この私こそが老人にとって社会の代表だからです〔＊10〕。社会のせいにしてはいけません。自分のせいなのです。

広島の特別養護老人ホームに勤めていた、ある寮母さんの話です。この人は、元気のいい明るいＢ型の寮母さんでした。この人が柄にもなく悩んで、私のところに相談に来ました。暴力をふるうおじいさんがいるのだけど、どうしていいかわからない、という相談でした。他の職員は、あの人はああいう人だからどうしようもないと言って、相手にしてくれない。私だけが心配しているのだけど、他に仲間がいない、と言うのです。

話を聞いてみると、この人が暴力をふるうのも無理はないな、と思いました。なにしろ、民生委員にだまされて老人ホームに入れられた、と言うのです。「新しい良い病院ができたから、ちょっと行ってみないか」と言われて来たら、もうそこの施設に入れられてしまって、帰る家もないと言うのです。

こういう話はいまだによく聞きます。特別養護老人ホームに入ったおばあさんが、泣いているんですね。どうしたのか聞くと、家に帰りたいと言って泣いているんです。この人は、民生委員と大家に「台風がくるから避難しろ」と言われて避難したら、そこが特別養護老人ホームだったそうです。こういうことをやっていてはダメですね。諦めでもいいから、納得して入ってもらわないと、もっと家で生活できたのに騙されて来たと、一生文句を言います。ここでもう一回生活していく気になれないから、それで暴力をふるって大騒ぎをするんです。

*10　老人にとっては、ナースコールで登場してくる介護職が社会そのものである、という論考については、『専門バカにつける薬』（筒井書房）の第4章の「純粋ナースコール」と「私たちの倫理の由来」を、特に、巻末に「別章」として収録しているのでぜひお読みいただきたい。

寮母さんへ三つのお願い

私の講座に来ている人でしたから、私は彼女に一人でできることを三つだけやってくれ、と言いました。まず、朝行ったら、「おはよう」と必ずあいさつをしてほしい。二つ目は、帰るときには、「また明日来るからね」と言って握手をしてください。三つ目は、暴力をふるったと聞いたときはすぐに行って、お説教はしなくていいから、「あなた、またやったらしいね。私はそれを聞いて悲しかったわ」と、自分の気持ちを正直に言ってください、という三つです（左図）。やってくれるかと聞くと、やりますという返事でした。それをやり始めると、あっという間にこのお年寄りは、暴力をふるわなくなりました。それはどうしてでしょう。

よく、暴走族をやっていて更生しようとする人がいますね。あれは説教されて更生人は、たった１人の人間との関係で変わることができる。
どんな問題老人だって同じ。その最初のたった１人になってください。

１人でもできる３つのこと

1．「おはよう」と声をかける

2．帰るとき握手をして別れる

3．問題を起こしたらすぐ行って
自分の気持ちだけ伝える

しようと思うのではありません。好きな人ができるとやめます。自分が事故を起こすとあの人が悲しむ、あるいは子どもができたりするとやめますが、あれも「俺が事故を起こして何かあったら子どもがかわいそうだ」と思って変わるのです。

つまり、たった一人の人間との関係で、人は変わるんです。その一人になろうよ、ということです。自分に興味や関心をもってくれている人がいて、自分がなにか問題を起こすとあの人が悲しむ。そういうことで、この人は自分の行動を変えたのです。

その代わり、その寮母さんは田中さんというのですが、「田中さん、田中さん」と、なにかと指名するようになりました。彼女は職場でそれまでも浮いていたのですが、ますます「いいかっこして」と言われるようになったそうです。そういうとき私は、

「あなたが浮いているんじゃなくて、まわりが沈んでいるんだ」といつも励ますんです。彼女は、声が大きいから遠くから歩いてきてもすぐわかるらしいのです。それで、田中さんが近づいてくると、ヤクルトをこぼすのだそうです。田中さんがその始末をする間、少しでも長く自分のそばにいてくれるようにと、その口実を作るためにわざとしているらしいのですが、可愛いですよね。

自分をとおして関係を開いていく

彼女はその後がすごいんです。「田中さん、田中さんと言ってくれるのはすごく嬉しいのだけど、○○さんもいい寮母さんだから、あの人にも頼んでごらん」というふうに、一人の関係をとおして他の人に広げていったのです。さらに、「あなたが他のお年寄りと一緒にレクリエーションなんかに出ているのを見ると、私は本当に嬉しいわ」とか言って、そこに出てもらうというふうに仕向けていったのです。つまり、一人との関係を突破口にして、その人の人間関係をずっと開いていく、というやり方をしていきました。関係を創っていく、ということです。

その老人との関係の中に私だけしかいないというのは、出発点であって、そこに留まっていたらダメです。ときどき、訪問看護婦さんやヘルパーさんにとても熱心な人がいます。そして、「私が行くと、涙を流して喜んでくれるのですよ」と言うのです。本当のことだとは思いますが、涙を流して喜んでくれるというのは、他に誰も行かないからです。いわば、〝私との関係〟に老人を従属させているのです。私がいなければダメだという状況にするのは、介護ではありません。

介護の介は、媒介の介です。私がいなくてもいい状況にしてあげるというのが、介護です。久しぶりに訪問しても、昨日は誰々さんが、一昨日は誰々さんが来たよ、という答えが返ってくるようにするところまでいかないとダメです。最初はきっかけとして一対一でもいいですが、そこだけに関係が留まるというのは、それこそメサイヤ・コンプレックス〔＊11〕という世界に入っていくことになってしまうと思いますから、これは大いに気を付けなければいけないと思います。

＊11　メサイヤ・コンプレックス　本書巻末に「〝メサイヤ・コンプレックス〟の罠」という一文を掲載しているので参考にしていただきたい。

第3章

〝関係〟のとらえ方と構造

足し算の関係論から掛け算の関係論へ

従来の〝関係〟のとらえ方―足し算の関係論―

関係のもっている力というのは大事だ、とみんな言うけれど、実は言われている以上に関係の力というのはもっとすごいものだ、ということをお話ししてきました。ところが、目に見えないものは近代科学は対象にしないということになっていますから、関係を評価する方法というのがどこにもないんです。それを私たちがきちんと身につけていかないといけないと思います。これほど大事なものなのですからね。

実際にはどうかというと、「人間関係は大切です」とか、「やっぱり優しさがないとね」とか、「真心こそが大事なの」とか、たいへん耳障りのいい言葉、誰も反対しないような言葉でしか言い表されていないのが現状です。これは口悔しいことです。

では、老人を生き生きさせるいい武器となり得るような関係というものを、どう見ていくのか、ということになります。

たとえば、寝たきり老人のところに訪問に行きます。目に見える評価は専門家ならできます。ＡＤＬや血圧などのチェックはできます。しかし本当は目に見えない、そ

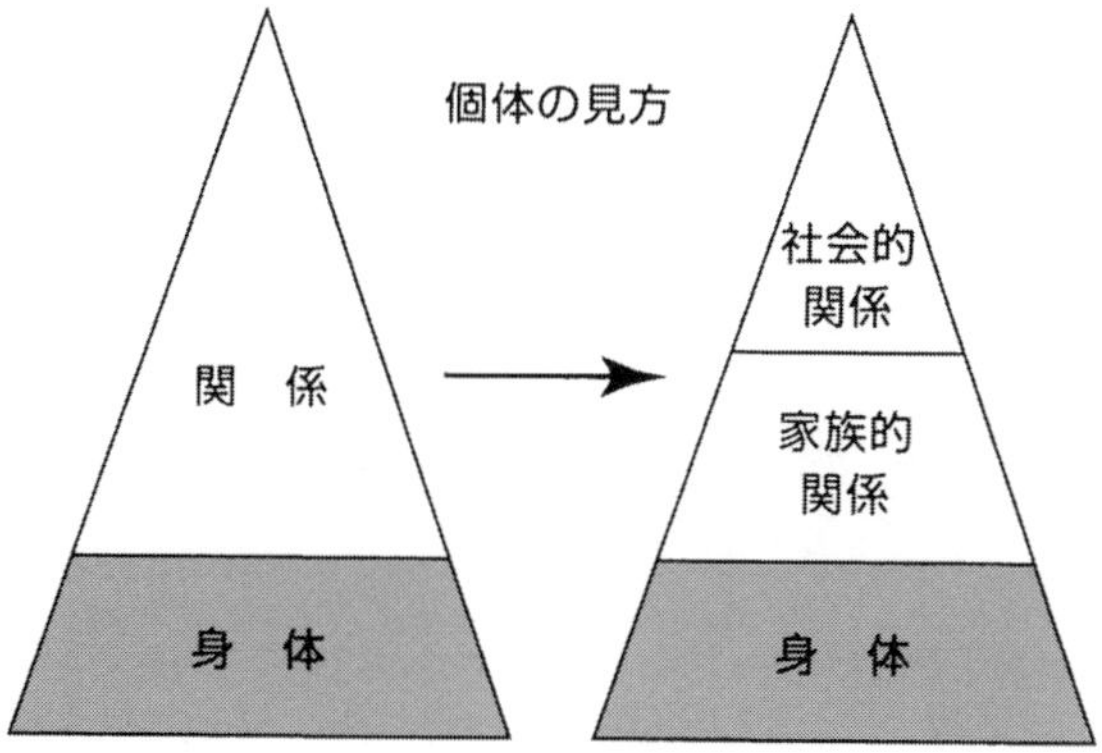

の人がどんな関係の中にいるのかということから見ていく必要があります。精神を変え、肉体を変えていく上で大事な〝関係を見る〟という目を、私たちは養う必要があるのです。

従来の関係の見方というのはどういうものであったかというと、関係より前に、まず人間の身体がある、という見方です。個体というものがまずあって、その上に関係という世界がのっかっているという見方です。この関係の世界は、二つに大きく分けて考えられます〔上図〕。一つは、家族的関係です。関係の基本は家族的関係である。そして、そこを言わば卒業する形で、その上にある社会的関係というものを形成していくという見方を、私たちは意識的にも無意識的にもしていると思います。

これが大変説得力があるのは、子どもの発達過程

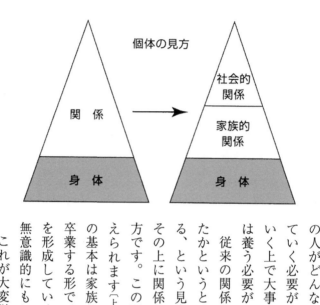

などを見ていると、確かにそのとおりのような気がするからです。小さい子どもというのは、まだ個体として発達をしていません。ですから、家族の中でも保護される立場ですし、社会的関係はほとんど持っていません。職業も持っていませんから、社会的関係はないという言われ方をしてきました。個体がちゃんと成熟して大人になって、家族的関係を取り結び、社会的関係が形成されていくという、時間の経過に応じて、個体の発達過程に応じてこうなっていくという、モデルとしては大変納得がいくわけです。

あるいは、病院の看護婦さんが見るときもそうです。病気で病院に入ってきます。個体としての身体に問題があるからです。そうすると、家庭にいられないから入院をしてきたし、仕事ができないから入院をしてきたわけです。そこで、個体に対するアプローチとして手術をする、治療をする、ケアをするということになります。それで身体が良くなると家に帰って、それから社会復帰に至るわけです。つまり、こうしたモデルは、病気の回復過程に合っているわけです。だから、これは非常に納得がいくという捉えられ方をしてきました。

つまり、まず個体がある。関係はその後からのっかるのだという考え方です。した

従来の個体とその関係

人間 ＝ 個体 ＋ 関係

がって、これを数式化しますと、人間というものを捉えるときに、まず個体があるんです。個体がなければ関係もなにもありませんからね。個体プラス関係というものです。これは、足し算として捉えられます〔上図〕。あくまでも個体が基本です。

専門家が関係障害を作る

　医療はまさにこの発想です。人間を個体として見て、関係は後からついてくるものだというふうに考えますから、まず身体に対するアプローチが基本であって、その後で人間関係は付け足しのように語られます。認知症老人の問題がそうです。専門職からは、まず脳細胞に〝萎縮〟という個体の問題があって、それをどうするかということが連綿と語られます。そして最後に付け加えるように、やはり家族や介護者の人間関係も大事ですよ、というふうにしめくくられます。こういう見方です。

つまり、個体が先で関係は付け足しになります。時間的には、個体が先で関係が後ということになりますから、そこから何が出てくるかというと、老人の問題がまず身体の障害として捉えられるということです。

個体の問題が解決すれば、関係は後から戻ってくると思っていますから、脳卒中という障害を個体が持ったときには、脳卒中に対するアプローチとして訓練、リハビリというのが先行します。これが治ったら、後から社会的関係、家族的関係は回復できるだろうというわけですが、残念ながら今の医療では、急性期を過ぎると片マヒは治せないわけです。

それでどうなるかというと、その人はずっと訓練の対象者として存在するということになります。しかも、いつまでたっても関係的な世界に戻っていけないだけではなくて、訓練の対象者という一方的で固定的な関係に踏みとどまることによって、ここで実は関係障害が作られていくことになります。そこに専門家が加担するという形になっている、という気がしてなりません。

老人の訓練だけではなくて、障害をもった子どもの訓練もそうではないでしょうか。お母さんが子どもを押さえつけて、正しい反射がでるまでやるなんてことをやっていました。あれは、身体の脳性マヒという障害を治すというのが、最優先の課題ですから、泣こうがわめこうが、大切な訓練だというので、誰も止めたりしませんでした。お母さんにそんなことをされるのですから、無意識の世界で子どもはものすごく傷つくだろうということは容易に想像できるわけですが、お母さんも関係者も、まず身体を治さなければと、それだけを思ってやっていたのです。もちろん、終わった後はスキンシップをして、それなりのケアはするのですが、どうもそうした治療法を受けて大きくなってきた子どもには情緒障害が残ることがあって、原因はそのせいではないかという、猛烈な反省がいま起こっています。

そういうことが平気でできてしまうというのは、こういう足し算の考え方、個体がまずなにより大切なんだということを前提にしているからではないか、という気がしてなりません。

従来の関係論は手術室の関係論

さらに、なぜ老人を抑制してしまうのかという問題があります。チューブでちゃんと流動食を流しておかないと栄養が足りない、つまり身体がダメになるからということで、手を縛るということになります。関係は後回しだから、元気になったら後でついてくるだろうというので、手足を縛ってしまう。基本的な信頼関係、世界との関係が全部なくなってしまうことを平気だとは思わないけれども、個体が大事だという論理の下に、正当化されて手足を縛っているわけです。

それはちょっとおかしいじゃないか、ということです。手足を縛った途端、あっという間に目の輝きを失って、人間崩壊していくということがいくらでもあるじゃないですか。しかも個体が良くなるのならいいですが、良くならないわけです。これをいったいどう考えるのか、という話になっていきます。

そうすると、子どもの問題でも、老人の問題でもそうなんですが、個体が先で関係が後だということが通用する世界とはどういう世界かというと、手術室ではそうだと思います。自分が手術を受けるとき、ものすごく手術は上手だけど、人間的に嫌な医者がいるとします。もう一人、人間的には神様みたいだけど、手術の腕は悪い医者がいるとしたら、どちらに担当してもらうか。当然、前者ですよね。いくら人当たりが良くて、人間関係が良くても、腕の悪い人にやってほしくありません。

ですから、手術室の中ではこれが通用するけれど、手術室からでた途端、たとえばＩＣＵであったとしても、もう通用しなくなるという気がしています。ましてや、介護という世界では、こういう論理というのは抑制を許し、老人をダメにしているだけです。

私たちが提案する掛け算の関係論

そうすると、個体と関係という問題をどう捉えていったらいいかというと、手術室の中でしか通用しない〝足し算の関係論〟ではないぞという気がします。では何かというと、掛け算なんです。

つまり、個体が先で、関係が後にあるという見方ではなくて、個体と関係が同じ価値として並列しているという見方をしよう、ということです〔左図上〕。

どういうことかというと、足し算的世界というのは、人間関係がゼロになっても、個体が一〇〇あれば、人間は一〇〇の人間として存在する、という無意識に支えられています。数字でいうのも変な話ですが、関係がゼロになっても個体があれば人間は存在する、という考え方です。だから、関係がゼロになってもいいんだということです〔左図中〕。

掛け算の考え方では、人間は個体と関係、それぞれの一〇を掛けた一〇〇ですから、たとえば手足を縛って関係がゼロになったら、個体がいくら一〇でもゼロになるよ、という見方なのです。個体を個体として見るのではなくて、関係の中の個体として見ていこうという考え方です〔左図下〕。

たとえば、脳卒中で個体が半分になったとします。足し算の関係論だとどういうアプローチをするかというと、五〇をいかに一〇〇にするか、という見方しかないんです。個体がちゃんとできて初めて、その上に関係がのっかるという見方をしていきますから、老人を訓練やリハビリの対象者にしてしまいます。

掛け算の見方はちょっと違います。たとえば、個体が一〇で、ふつうの人間関係も

個体とその関係、三好流

人間 ＝ 個体 × 関係

従来の人間観

人間 ＝ 個体 ＋ 関係

(100)　(100)　(0)

関係がゼロになっても個体さえあれば
人間が成立している

私たちの人間観

人間 ＝ 個体 × 関係

(100)　(10)　(10)

関係がゼロになれば、人間は成立しない。
つまり、人間を関係の中の個体として見る

一〇だとします。人間が一〇〇として存在しているというふうに数式化しますと、脳卒中で身体が五になってしまったら、もちろん五が六や七になるようアプローチをしなくてはいけません。急性期の治療的なアプローチです。だけど回復訓練をしても、五までしか回復しなかったとします。そういう人を私たちは対象にしているわけです。治った人はかまわなくていいのですからね。そうすると、これまでの論理だと、もうここでやることはなくなってしまいます。

でも、私たちは違います。元と同じようにこの人らしい、一〇〇という生活をしてもらうためには、個体が五なら人間関係を二〇にすればいいじゃないか、という結論になります。〝足し算〟だと、重症であればあるほど、やることはなくなっていきます。こちらは、重症であればあるほど人間関係を豊かにしようという、積極的な方針が出てくるということになります。掛け算というのはそういう意味です。

ですから、どんなときでも関係をゼロにしてはいけないのです。個体を救うためだからといって関係をゼロにしたら、実は人間というのはダメになりますよ、それがチューブを突っ込まれて抑制されてしまった老人のあの目ですよ、と言いたいのです。たしかに身体は、生活していくための武器です。武器が立派なのに越したことはありませんが、武器を使いこなす主体がダメになっているという状況の下では、いくら武器があってもダメなわけです。ですから、同時にちゃんと見ていこうよというのが、私たち老人に関わる者に必要な見方だと思います。

ピアジェとマズローをちゃんと批判しなくては

ところが、私たちがこういう見方をするためには、個体が優先という考え方が無意識の中に入り込んでいるので難しいですね。個体優先の理論的根拠みたいなものがちゃんとあるんです。たとえば、発達心理学のピアジェがそうです〔＊12〕。ピアジェの本を読みますと、すごくおもしろいです。なんで子どもはこういう動作をするのか、これは次の発達段階を準備するためにこういうことをするのだということがちゃんと理論化されていて、非常にわかりやすくて、納得してしまうという本ですが、どうもこれが問題だという気がします。

ピアジェの考え方というのは、人間は発達していくものだということが前提にありますから、今やっている子どもの動きは、それ自体としてはほとんど無意味なんです。

たとえば、いちばん始めの動きを「原始反射」と言いまして、それ自体はなんの意味もないことなんだけど、次のレベルに達するためのステップなんだ、と説明されます。したがって、この動きは今は意味はないが、次の段階への準備として意味があるのだという捉え方をしました。つまり未来のために今があるのだ、という説明なんです。

子どもに関わるセラピストなんかも、こうしたピアジェの理論に応じて、発達の評価をしたりしているわけですが、ピアジェ的な見方というのが通用しない世界が現われたのです。重度心身障害児の世界です。生まれてからずっと食べて寝るだけで、動きといえば原始反射だけという子どもは、こういう見方からは意味がないこととしか見えないわけです。今やっている動きというのは次にいくために意味があるのですが、次にいかないということになると意味が見えなくなるんですね。

ご親切にも早期発見、早期治療〔*13〕と言うでしょう。しかし実は、早期選別、早期隔離ということをやって、極めて特殊なリハビリの専門家ばかりに囲まれて、何とか法といった理論に基づいて訓練されるというのを、一生やらなければならないということです。いつまでたっても関係にいけなくて、個体の論理の中にずっといるということです。果たしてそれでいいのか、という疑問が起こってきました。

＊12 **ピアジェ** スイスの心理学者。子どもの思考を「自己中心的」と特徴づけるなど、現代の子ども観、教育観に大きな影響を与えている人。著書に『知能の心理学』『思想の心理学』（みすず書房）など。

＊13 **早期発見、早期治療** その問題点を指摘した本を紹介しておく。『早期発見・治療はなぜ問題か』（日本臨床心理学会編、現代書館）。障害を持った人は、一生個体の論理の中だけに生きるのか。

食べて出すこと自体に意味はないのか

子どもの世界ではピアジェに対する疑問として起こってきましたが、私は老人に関わりながら、マズロー〔＊14〕への違和感を強めていました。マズローには、『人間性の心理学』（産業能率大学出版部）という本があります。彼は人間の欲求を段階化していまして、いちばん下は何かというと、「食べる、寝る」という動物的欲求である、と言うのです。〝動物的〟とはっきり書いていますね。ここでまずひっかかるんですよ。

これが満足させられると、次は「安全欲求」という段階になります。安全に食べられる、安全に寝るという状態を求める、と言うのです。安全欲求が満たされると、今度は一人でいるのではなくて、みんなと一緒にいたいという「所属欲求」が出てきます。所属欲求が満たされると、特定の個人になりたいという欲求が出てきます。それが、愛したい愛されたいという「愛情欲求」で、それが満たされると、「尊敬欲求」を経て、最終的には「自己実現欲求」という段階に至る、という言い方をしています。人間というのをこういうふうに捉えているんです〔左図〕。

これは説得力があります。入院患者さんも最初は食べて寝るだけだったのが、だんだん良くなるにしたがって家に帰って、社会に戻っていって、世の中の役に立つ仕事をするわけです。ちょうどこの段階を登っていくんですね。非常に説得力があります。ですから、看護婦さんたちがよくマズローを引用するんですね。患者さんが食べたり、寝たり、排泄したりすること、これ自体は動物的なことなんだけど、それをやっているというのは、将来ここを脱出して自己実現までに至るから、そのために私たちの仕事は役に立っているんです、という言い方を看護婦さんたちはしてきました。

それ自体はむしろ動物的なことで、大したことではないけれど、それを保障してあげることによって、病気が治ったら、だんだん人間的なほうに患者さんが移っていくのだから、そのために私の仕事はあるのよ、という位置づけをしてきたわけです。

寝たきり老人はどうですか。ずっと食べて寝るだけです。いつ自己実現するのですか。自己実現はしません。あとは死んでいくだけです。看護婦さんたちが言うように、

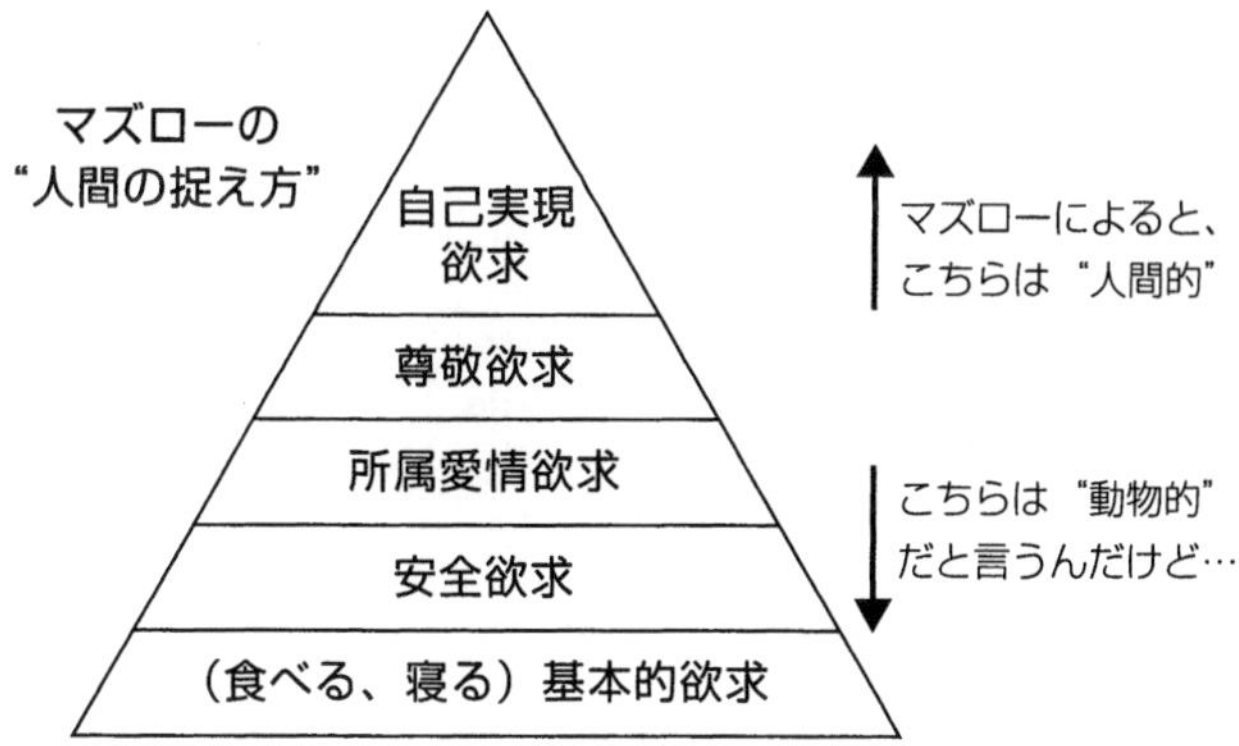

どんどん良くなっていけばいいけれど、ちっとも良くならないじゃないですか。そうすると、自分たちのやっていることの意味がわからなくなるんです。

＊14　マズロー　アメリカの心理学者。一九〇八年生まれ、一九七〇年没。人間の動機づけや欲求の段階化についての研究で知られる。主著に『完全なる人間』（誠信書房）『自己表現の経営』『人間性の心理学』（産業能率大学出版部）など。彼の本を読んでいようがいまいが、彼の論理は私たちの中に沁み込んでいると言えるだろう。

“いま、ここ”に自己実現はある

私は、これは怪しいと思いました。それで、『介護覚え書』のあとがきに、ちょっとマズロー批判を書かせていただきました。まず、自己実現とはいったい何か、ということがあります。彼の本を読みますと、芸術家やスポーツ選手が自分に打ち勝って、社会のために役に立つということが自己実現なのだ、というイメージがすごくあるのです。社会的にすごく成功して、家族的にも恵まれて、世の中に役立つボランティア活動などをやっているという人が自己実現した人、という言い方をしているのですね。しかしそんな人は、ほんの一握りの運のいい人です。ほとんどの人はそういうところまでいきません。しかも、そうした人が歳をとってどうなるかというと、また呆けて〝動物的〟と言われるところへ戻ってくるのです。

どうも自己実現というのは、こうなりたいという個人的欲求があるのは結構だけど、人間はそういうふうにならなくてはいけないと言われると、やはり抵抗があります。それでは私たちが関わっている老人だとか、私たちの仕事というのは、意味がなくなってしまうではないですか。

私たちはそうではないと思うのです。食べたり、寝たり、出したりした後に自己実現があるのではない、と思うのです。今日どう食べるか、どう出すかということの中に、小さな自己実現があるはずです。いま、ここに自己実現があるのです。

だから、これをやった後になにか意味が出てくるはずだ、というのではなくて、どう食べてもらうか、どう排泄してもらうのかということに、どう関われるのかということが大切なのです。実は、愛情欲求や、所属欲求や、自己実現の欲求というのは、全部ここの、基本的欲求の中に含まれているという気がします。

重度心身障害児でもお年寄りでもそうなのですが、今やっていることに意味があるのです。将来に、意味があるという言い方をしたら、私たちの世界というのは意味を失ってしまう。つまり、認知症老人や寝たきり老人の後始末を、みんなが嫌がるから私たちが仕方なくやっています、というような位置づけにしかなりません。これは、老人に対して失礼なだけではなくて、私たち自身がプライドを持てないということになっていく、という気がします。

足し算の人間観という言い方をしましたが、この根は大変深くて、ピアジェやマズローをちゃんと批判していかなくてはいけない、という気がしてなりません。

進歩主義者は老いとつきあえない

さらにこの背後には、ダーウィンの進化論や、社会主義思想によってふりまかれた進歩主義が、〈老い〉の問題を捉えにくくしている面があると思います。進歩主義は、昨日よりも今日、今日より明日がより価値があるという信念を私たちに植えつけましたけれど、それが、進歩しない存在、つまり重度心身障害児や老人を位置づけられなくしたのだと思います。

また、人間の中の自然とも言うべき、生き物としての部分、つまり食べたり出したりということに価値を置かず、自然から遠ざかって〝人間的〟に〝進歩〟していくことに価値を置くことになってしまいました。これでは老いの価値は低下する一方です。でも、進化論に対しては、日本の動物学者の今西錦司氏などによって「棲み分け論」が提起されていますし、進歩主義に対しては、それは西欧を頂点とした〝自民族中心主義〟であるという厳しい批判を、後述するレヴィ＝ストロースという人が投げかけました。

レヴィ＝ストロースによって提起された思想は、構造主義なんて呼ばれて、前にお話ししたミッシェル・フーコーもその系列に数えられているのですが、そうした新しい思想の潮流は、私には〈老い〉を捉えきれない従来の思想をなんとか変えていこうという試みとして読み解くことができるのです。

進歩主義が〈老い〉の問題の前に無力だというのは、現実を見ていてもよくわかります。まず、進歩主義者はよく呆けますね。〝人間〟に向かって〝進歩〟してきた人が、自分の中の〝生きもの〟に反逆されるんだと思うんですけどね。自分の中の老いと自然に付き合えないんですよ。

だから、老人問題についても、ピントはずれなことばかり言います。あたかも、制度や政策で問題がすべて解決するかのような言い方をしています。これはそんな小さな問題じゃないんです。

さらに、日本共産党系の学者なんか、老化さえ認めていません。「人間は死ぬまで進歩する」なんて無茶苦茶を言う。進歩しなくてはいけない、という強迫観念が強すぎて、呆けたり、もうろくしたりという自然過程まで見えないんです。

進歩主義者の親って、子どもから反抗されることも多いですね。子どもとか老人というのは、彼らにとっては何かしてあげる対象でしかないんですね。これって傲慢《ごうまん》でしょう。そりゃあ、子どもとしては反逆しますよ。

進歩主義の悪口を言うと止まらないんで、これくらいにしたいと思いますが、看護や介護現場に浸透している私たちの老人観、人間観というのは、ちゃんと時代とか思想にまでどこかで連なっているんだと思います。

“関係”の内部の構造は？

さて、なぜこういう難しい話をしているかというと、なんとか老人を抑制したくないということのためで、話がここまで行かざるを得なかったのです。個体と関係世界の位置づけを、足し算から掛け算にしようと訴えてきたのですが、従来の足し算の関係論は、そのまま関係世界の内部にまで浸透しています。

関係の世界自体はどう捉えられてきたかというと、だいたいこうです〔左図〕。この下に個体があるのですが、関係だけを取り出しますと、家族的関係がまず基本です。それから社会的関係です。障害を持っている人は、あるいは子どもは、まず家族的関係が出て、社会的関係は出てきません。障害が治ってから社会的関係が出てくるんです。これは、ピアジェの考え方と合うんですね。でも、このピアジェに異を唱えた発達心理学者もいました。

ワロンという人がいます。彼は、実は子どもは生まれたときから社会的関係の中にいるのだ、と主張しました。社会的関係の在り方が違うだけで、実は小さい子どもも

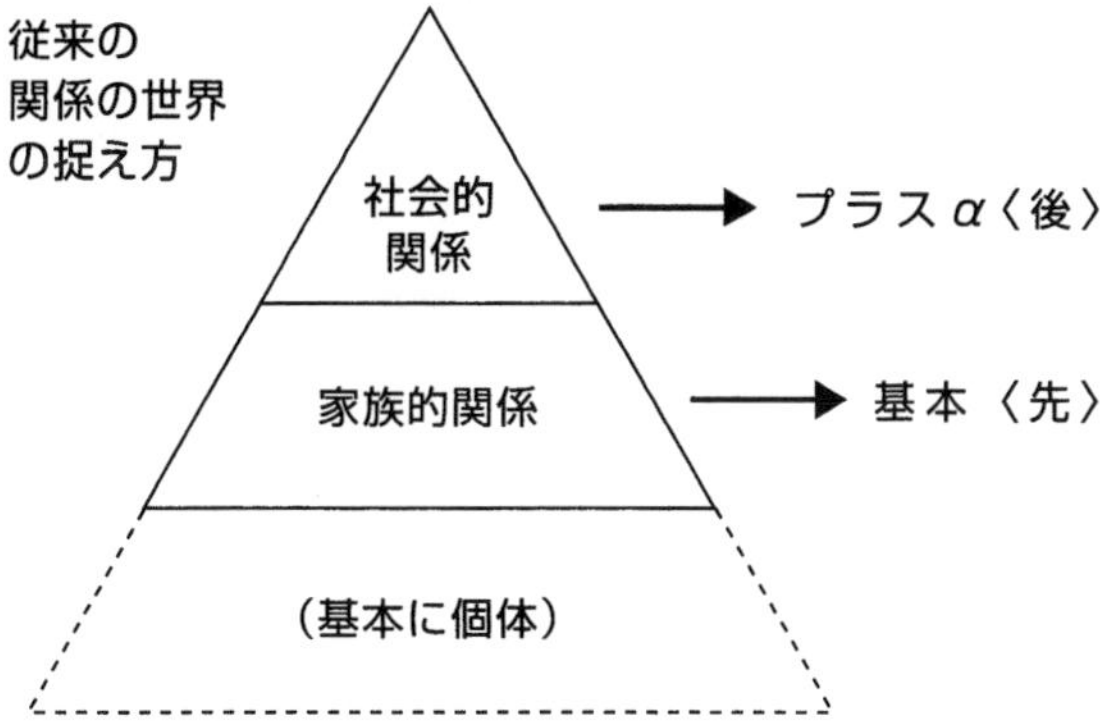

みんな社会性を持っているのだ、という主張をしたのです。子どもは、お父さん、お母さんがいて、家族の中に生まれてくるわけですが、お父さん、お母さんが社会の中にいるということを、家の中にいても、その父と母を通してちゃんと知っている。そういう意味で、社会の影響をものすごく受けているのだという言い方をして、発達論を捉え直していこうとしたんです。

花園大学の教授で浜田寿美男という人がいますが、この人あたりがワロンの翻訳・紹介をして、新しい発達論を作っています〔＊15〕。

私もそう思います。社会性というのは、後からくるのではなくて、最初から持っているんです。重度心身障害児ももちろん社会性を持っていますし、胎児も社会性の真っ只中にいると思います。だって、

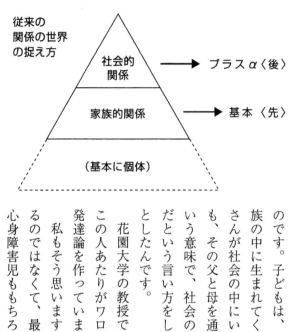

関係的世界にいる母親の直接的影響下にいるのですからね。ですから、身体が良くなってから社会性を持つのではなく、〝いま、ここ〟の障害を持った身体で、どう社会性を創っていくのかということにちゃんと応えなくてはいけないんです。関係を後回しにしたら人間はダメになります。

寝たきり老人も、寝たきりを脱却してその後で、社会に入っていったり自己実現があるんじゃないんです。そうではなく、今あるがままで社会性を創り、自己実現していかなければならないのです。となると、この二つの関係も並列だということになります。段階化するわけにはいかないんです。段階化して、家族的関係を基本とする考え方が、障害児や老人を家の中に閉じこめ、家族だけにケアをさせてきたんです。

＊15 **浜田寿美男** 発達心理学者。著書に『ピアジェとワロン』『発達心理学再考のための序説』（ミネルヴァ書房）など。最近は、老いや呆けについても発言しており、刺激的。

もう一つの大切な関係

さらに関係というと、よく社会的関係、家族的関係の二つが言われますが、もう一つ忘れられている関係があると思っています。それは、社会的関係や家族的関係がいくらあっても、たとえば社会で一定の位置を占めている職業があって、そこでたくさんの人間関係を持っていて、家族の中でも家族の一員として大事にされていても、これがなくなったら人間はやっていけないよ、というくらい大事な関係です。

あるいは、社会的にはつまはじきにされていても、さらに家族からも見捨てられてしまっても、これさえあればやっていけるという大事な関係がもう一つ残っていると思います。

それは何かというと、「自分自身との関係」です。これがこれまでの関係論から抜けていたという気がします。老人を見ていますと、障害を受けて、いろいろな問題が生じてきますが、これさえ持っていれば目が輝いています。逆に障害を受けて、それでも社会や家族が暖かく迎えてくれても、これをなくしてしまうと、あっという間に目の輝きがなくなって、呆けと寝たきりに進んでいきます。これをもう一つ、関係の中に付け加えないといけないだろうという気がします。

そうすると、関係自身の世界を図式化しますと、関係の中身はどうなっているかというと、関係というのは、ベタッとのっぺらぼうに人間関係があるのではなくて、関係がまた三つの層に分かれているということになります。社会的関係と、家族的関係と、自分自身との関係という三つで見る必要があるということです。

そして、これも足し算ではなくて、掛け算だという気がします。家族的関係の後に社会的関係があるのではなく、最初から社会的関係もあるし、自分自身との関係もある〔左図〕。どれか一つがゼロになっても、全体がゼロになってしまうから、人間としてダメになる。したがって、これも掛け算で捉える必要があるという気がします。

それがわからないために、これまでは「障害を持っている人は社会に出れないから、家に帰って家族が看ていればいい」とか、「家族がいる人にはホームヘルパーさんは行かなくていい」とかいう言い方をしてきたのです。しかし、社会的関係がゼロになってしまうと、人間はダメになってしまうのです。すぐではないけれど、だんだんダメになるというのは、私たちがいっぱい経験してきたとおりです。

吉本隆明の幻想論がヒント

関係を評価するときには、この三つの関係をチェックして、どうなっているかを評

関係とは

関係 ＝ 家族的関係 × 社会的関係 × 自分自身との関係

価していきます。その上で、この三つの関係の足りないところをいかに創っていけばいいのか、というふうに見ていきます。この三つの関係で、なんとか老人の世界が見えてくるのではないだろうかと思った根拠は、一つは私自身が老人と関わってきた経験みたいなものからきています。

もう一つの理論的な背景は、吉本隆明〔＊16〕という人からヒントを得ています。

吉本さんは私たちの世代にはたいへん大きな影響を与えた思想家ですが、若い人はおそらく知らないと思います。吉本ばななのパパというと、やっとわかるかなという感じでしょうか。詩人であり、文芸評論家であり、思想家です。

おそらく、二十一世紀になって、二〇世紀の代表的世界の思想家を挙げろと言われると、いちばん最初にお話しした、ミッシェル・フーコーと吉本隆明の二人くらいじゃないかと、私は思っているくらいの人なんです。この人が、意識の世界を——彼は「意識」とは言わず、幻想の世界と言いますが——つまり幻想の世界というのは、三つの軸で構成されている、という言い方をしました。

一つは「共同幻想」という幻想です。国とか宗教がこれに当たります。聞き慣れない言葉だと思いますが、考えてみると国というのはどこにも実体はないのです。一人ひとりの観念の中にあるだけで、だからこれは共同の幻想だという言い方をします。宗教も同じです。

それから「対幻想」という独特の言い方をします。対というのは、男女のペアという意味です。つまり家族的関係という意味です。

それから、もう一つ彼は「個的幻想」という軸を考えています。これはここでいう自分自身との関係ですが、たとえば文学がそうだ、という言い方をしました。この三つで、人間の観念の世界というのはすべて解明できるのではないだろうか、ということを言い始めた人なのです。

なんでこういうことを言わなければいけなかったかというと、これが混同されていると言うのです。文学と宗教とか、文学と国家とか、家族と国家とかが混同されている。昔、まだ共産主義が影響力を持っていて、左翼が強かった時代に、日本共産党を中心とした無茶苦茶な主張がありました。進歩主義的な思想を持った作家の文学はいいもので、保守反動の志賀直哉みたいな人の文学はダメな文学だ、というものすごい乱暴な論理です。それに対して、吉本さんはそうではないと言ったんです。右であろうが左であろうが、人間がきちんと描かれていればいい文学であって、政治性とは関係ないと言い切ったわけです。

つまり、文学という個的幻想に属することを、共同幻想というところで価値判断するのは間違っている、ということを言い切ったのです。そういう意味では、オウムとか、連合赤軍事件みたいなものを予見していたような気がします。つまり、あの事件というのは、両方とも個人がどう生活していくのかというレベルの問題を、共同幻想の原理で全部切っていくのです。パーマをかけたりお化粧をしたりするのは反革命だとか言うのは、共同幻想の世界が、対幻想や個的幻想の世界を支配していくという錯覚だ、と言うのです。逆に、対幻想や個的幻想の側が、共同幻想に対して自立していないといけないという思想を提案した人です。これが実に、ピンと来たんです。

実は、さっきテレビで臨時ニュースが流れて、吉本隆明が海で溺れて重体だそうで、急いで帰ってテレビを観なくてはと思っているんです。

＊16　吉本隆明　三好が最も影響を受けている思想家。吉本ばななの父親。ここで説明している、幻想の世界の解明のための三つの軸については『共同幻想論』（角川ソフィア文庫）の序文が詳しい。「共同幻想論」は、『吉本隆明全著作集　思想論Ⅱ』（勁草書房）にも収録されている。

〝自分自身との関係〟とは？

自分自身との関係というのはちょっとわかりにくいので、わかりやすく言い換えます（左図）。老人が生きていく上で、いちばん大事なことで、私たちはこれを創り出していかなければいけないわけですが、何と言い換えるかというと、たとえば「自己評価」です。これがなくなると自分自身との関係が取れなくて、自己評価がなくなるということです。

あるいは、アイデンティティという言葉のほうが近いかもしれません。これは、「自己同一性」なんて訳されていて、自分らしくちゃんと生きるという意味のようです。アメリカの心理学の本なんかによく出てくる言葉です。

「自分自身との関係」を言い換えると

自己評価……………………………○
アイデンティティ（自己同一性）…………△
レゾン・デートル（存在意義）……………○
プライド……………………………◎
生きていていいんだ、という意識、無意識……◎
生の肯定感…………………………◎

ただ、アイデンティティ〔＊17〕という言葉の中には、自分自身との関係だけではなく、社会や家族との関係の中で、いかに自分の役割を果たすかというニュアンスもちょっと含まれていますから、そういう意味ではこの言葉はもっと広くなると思います。

ただ、自己実現〔＊18〕と同じく、私は、アイデンティティというのはよくわかりません。そんなものがあるのかなという気さえします。

アイデンティティよりもっと近い言葉があります。レゾン・デートルといいまして、フランス語で「存在意義」という意味です。こちらのほうが近いと思います。どうしてかというと、社会とか家族を除いて、もう少し抽象的レベルになりますからね。

でも、そんな悩める知識人というか、サルトルみたいな知識人が考えているわけではなくて、そこら辺の寝たきりのじいさんやばあさんたちの話ですから〝プライド〟がいちばんいいでしょう。プライドをなくすと人間は生きていけない、ということです。つまり、脳卒中になって、職場も暖かいし、家族も暖かいけど、プライドがなくなった人は生きていけないということです。

それから、世の中から冷たくされても、家族から追い出されても、プライドがあれば生きていけるということです。プライドを持つということは、生きていっていいんだという気持ち、生きていこうという気持ちをちゃんと持っているということです。無意識まで含めてですが、そういうものを「自分自身との関係」と呼びたいと思います。

＊17　アイデンティティ　「アイデンティティ（自己同一性）の確立が大切」などと知ったかぶりに言う福祉関係者が多いが、三好に言わせれば「人間の中にある非同一的な部分に目をつぶることで成り立つ自己幻想」ということになる。つまり、老いや呆けていくことを内在化していない人間論である。

＊18　自己実現　「『自己実現こそ福祉の目標』なんていう人が多くてねぇ。自己なんてよくわからんものが実現してしまうなんて、よっぽど単純な人なんだろうねぇ。マズローのいう自己実現した人って、つまり社会的成功者ってことだけど、そんな人が裏で何やっているかわかりゃしない。しかも、年とりゃみんな呆けて自己崩壊するんだし」。近代的自己に対して〝生きもの〟を対置する三好に自己実現を語らせると皮肉たっぷり。

三つの軸で関係を捉えてみよう

そうすると、私たちが訪問したときに、寝たきりのじいさんやばあさんのＡＤＬや、身体も見なければいけませんが、同時にそのとき、関係の世界の三つの軸、社会的関係はどうか、家族的関係はどうか、自分自身との関係はどうか、というのを押さえておく必要があります。このどれかが失われると、いくら障害が軽くても人間はダメになります。

そんなことを言っても、家族のいない人はどうなるのかということですが、これは、“家族的関係”なのであって、実際の家族という意味ではありません。もちろんそれも含まれますが。言わば、社会的関係が合理的で契約的関係であるとすると、こちらは非契約的で情緒的な関係です。友だちなどの、情緒的な関係を持てる人がいるかどうかです。日本人の場合には、甘えられる人がいるかどうか、という言い方をしてもいいと思います。

そういうものが果たしてあるだろうか、という点をきちんと見てほしいのです。どんなに重症で障害があったとしても、社会的関係が形成されているかどうか、家族的関係はどうなのか、そして自分自身との関係が保たれているかどうか、この三つを評価する必要があると思います。そしてどこが欠けているかです。

私たちは、それなりにこの三つの関係を持って生きています。みなさんもそうです。社会的関係は、職業を持っていらして、そこで人間関係がありますよね。

家族を持っていらっしゃるでしょう。結婚していなくても、親がいたり兄弟、姉妹がいたり、あるいは友だちがいたりと、仕事を離れて付き合う人間がいます。

そして、自己評価というのも、そんなに高くないとしても、低くもないですよね。低い人は研修なんかに行きませんし、あまり高い人もわざわざ勉強しに行きませんから。それなりに自分自身に対する評価というのは持っているはずです。

こういうふうに、ふつうの人は生きているわけですが、突然脳卒中で障害を持ったときに、この関係という世界はいったいどう変化するのかというようなことを、いろいろなタイプに分けて考察していきたいと思います。そして、私たちの関係づくりというのは、どこから攻めていったらいいのか、どこから関係を再建していけばいいのかという、実践的なお話につなげていければと思っています。

第4章

関係を評価するということ

目に見えない関係を見つめ、関係づくりを始めよう

現実の老いを見ようとしない

前章でお話ししましたように、これまでの人間の見方というのは、まず個体がある、これが基本です。個体というのは、身体プラス心理です。つまり関係の中の個体ではなくて、まず個体だけを関係から切り離して見る。その後で足し算として関係が出てきますから、個体のほうにアプローチするためには、関係は犠牲にしてもいいというような無意識が、私たちに抑制ということをさせたり、あるいは本人が嫌がるのにむりやり訓練をするといったことになっていると思います。

大阪のある特養ホームですが、ＲＯＭの訓練をやりなさいという指示がでて、本人は嫌がっているのに寮母さんが三人がかりでむりやり訓練室に連れて来ました。それで、ＰＴが訓練をやっている、という場面に出くわしたことがあります。こういう、関係というのをダメにしてでも個体に関わっていこうという考え方は、言わば見えるものだけを対象にしてきた、近代的な科学的思考というものが、私たちの中にも染み着いていた結果なんです。しかも、これが思いのほか根が深い、という気がします。

個体の発達学という世界でいくと、ピアジェが問題でしたね。個体の発達をずっと見ていって、明日のために今日はあるんだという見方をしていった。そこで重度心身障害児が捉えられなくなっていく、ということでした。

心理学のほうでいうと、マズローが問題です。人間というのは動物的な段階を脱して、より人間的なところに近づいていかなくてはいけない、というような発想です。いつまでたっても食べたり出したりしているというのは動物と同じである、というような見方をすると、老人が捉えられなくなってきます。

人は死ぬまで発達するんだという人もいまして、歳をとって最後の課題は何かというと、人格が統合されるというんです。だけど、老人は人格なんか統合されていません。どんな統合していた人でも、最後には呆けていく、統合どころかバラバラになっていくわけですから。

きれいごとというと言い過ぎかもしれませんが、人間というものを、現実にある以上になにか美しいものとして捉えたいというような気持ちがどこかにあるんです。ひと言でいうと、ヒューマニズムというようなことになっていくんだろうと思います。要するに、人間は進歩していかなきゃいけない、もっとどんどん上へ上へ向かっていかなきゃいけないというような、一種の強迫観念みたいなものが私たちの中に染み込んでいるのです。ところが、もっと進歩して、もっと正しく、もっと倫理的にという観念が、現実の老人を見えなくさせているのです。ですから、この強迫観念から脱しないと、老人介護の意味がわからなくなります。

「野蛮」を「未開」と言い換えた進歩主義

この背後には歴史観みたいなものがあり、マルクスのように、歴史は発展するものだ、発展しなくてはいけないという考え方、これがどうも大きく影を落としているのではないか、という気がします。

たとえば、現在ひじょうに支配的な歴史の見方というのは、人間というのはいちばん最初は野蛮な状態だった、というものです。それからだんだん歴史は進歩していったのだ、というふうに私たちは考えているわけです。

これをいまの世界で見ていくと、まだ野蛮な状態というのは、たとえばブラジルの奥地だとか、パプアニューギニアとか、そういうところに残っている。その次の段階に達しているのがアフリカで、その上がアジアで、いちばん上の段階にあるのが西欧である、というふうな見方をしてきました。

こういう歴史観というのは、野蛮というのは人間ではないという見方です。キリスト教会の偉い人たちが集まって、はたして黒人は人間かどうかと論議されたのは、ほんの少し前の話です。それまでの西欧は、私たちは人間であって、それ以外のアジアとかアフリカの人は人間ではないという捉え方をしてきたんですけど、それに比べると少しましになっていきます。あれは野蛮なのではなくて同じ人間なんだということで、まだ開かれていないという意味で、未開という言い方に変えたんですね。

野蛮に比べれば、未開の方が良さそうな気がするじゃないですか。たとえば「発展途上国」なんていうのもそういう言い方です。けれど、これは失礼な話で、未開というのは未だに開かれていないという意味です。どう開かれてないかというと、アフリカ的段階からアジア的段階を通って、ヨーロッパ的段階にまだ至っていないということです。この発想の裏には、すべての民族がヨーロッパ的段階をめざすべきだという価値観がひそんでいるんですね。将来ここに至る段階として、いまがあるので、ここに引っ張り上げていかなきゃいけないというのが、未開という言い方なんです。

野生の思考と栽培の思考

ところがこれに対して、歴史というのはそういうふうに動いているんじゃなくて、世界の中でヨーロッパの歴史と、アフリカの歴史と、アジアの歴史というのは全然別々の固有の文化を持っているのだ、どれが優れているとか、どれが究極の目標であるとか、そういうことじゃないんだ、全部並列なんだということを言ったのが、フランスの文化人類学者でレヴィ＝ストロース〔＊19〕という人です。構造主義というので知られています。

彼は、『野生の思考』(みすず書房)という本の中で、歴史がどんどん発達していって、ヨーロッパがいちばん上にいて、アジア、アフリカという順番に低いのだから、これをヨーロッパレベルにまで引っ張り上げるべきだという考え方を、「自民族中心主義」と言いました。特に、サルトルなんかを強烈に批判した人です。『野生の思考』では、ブラジルやアフリカ、アメリカ・インディアンなどのフィールドワークをちゃんとやった上で、これらの野蛮だとか未開だとか思われていた文明の中に、西欧的な思考方法とは別の思考方法が実はあるんだということを、実に具体的に示しています。歴史は一直線で発展していて共通の目標を持っているんだ、という見方を鋭く批判したんです。このレヴィ＝ストロースという人が提出した概念が、「ブリコラージュ」という概念です。西欧的な思考方法というのは合理主義で、画一的なものを大量生産していく、というやり方を手に入れました。

それが進歩で、正しいと思っているけれども、実は未開だと思われている文明の中には、ブリコラージュという生産方式があるというわけです。これは手仕事という意味なんです。ヨーロッパ的文明が、この大量生産によって個性とかを全部失っていくのに対して、こういう世界にはまだブリコラージュ的手法が残っている。つまり、すごい計画を立てて、工場を建てて、それを分業でつくっていくんじゃなくて、あり合わせのもので、自分の頭の中で設計図を描きながら、それらを組み合わせて役に立つものをつくり上げるというやり方です。それを彼は「野生の思考」と言ったのです。

それに対して、ヨーロッパ的思考方法については「栽培の思考」、あるいは「家畜の思考」という言い方をしています。これはどっちが正しいとか、どっちが上にあるということではない。思考方法が違うだけで、同じ価値として認められなくてはいけない、ということを訴えた人です。「ブリコラージュ」という言葉は、私の出している雑誌の題名になっています。

＊19 **クロード・レヴィ＝ストロース** フランスの文化人類学者、一九〇八年生まれ。私がすごいと思う思想家は吉本やフーコーだが、好きな思想家はレヴィ＝ストロースである。なにしろ、『野生の思考』のサルトル批判は、私を実存主義の袋小路から解き放ち、その中で提起された「ブリコラージュ」という概念は、毎日やっていた老人ケアの意味に気づくキッカケを提供してくれた。彼の人間観は、西欧的な切り離された個人ではなく、交換する人間＝関係づけられた存在、関係づけていく存在であり、それが、日本の老人の介護現場にいる私には救済であった。

ケアの第一印象は〝遅れた世界〟

私は、実は職業を転々としていて、前にも少しお話ししましたが、学生運動――私の場合は高校生運動ですが――をやっていました。高校中退ですから、あまり大きな会社には就けませんので、職を転々として、運送会社の事務だとか、化学工場の下請けだとかいろいろやった後に、特別養護老人ホームにまったく偶然に入ったわけです。

私は福祉の仕事をしたいとか、介護の仕事をしたいと思ったことは一度もないんです。知り合いの不良牧師がおりまして、この人が「うちの教会で支えてる老人ホームで人手が足りない。腰痛がおきて寮母さんが足りなくて困っているんだけど、誰か知らないか」と言うので、冗談半分に「男でもいいんですか」と聞いたら、なんと次の日に園長が私に会いに来ました。よっぽど人手が足りなかったんでしょう。

私は運送会社に一年半も勤めていて、もう飽き飽きしていました。一年半というと、私の最長記録です。いちばん短いのは三日ですからね。そんなわけで、もういやだ、もう辞めたいと思っていましたから、老人ホームはおもしろそうだと、すぐ飛びつきました。

ところが、これがそれまでの世界とは、全然違う世界です。民間の会社というのは、セールスにしても、現場事務にしても、いかに効率よくやるかという世界です。効率よくやると給料が上がる、という世界です。ところが老人ホームに入ると、効率よくやるとダメなんです。

たとえば、年金の支給方法が変わったとか、四、五人の老人に伝えなきゃいけないことがあるとします。忙しいですから、急いで行ってパッパッとしゃべって帰ってくると、四人とも後で聞きに来ます。聞きに来ない人は誤解していて、六回あった支給が四回に減らされたというので、文句を言ってきたりするんです。私はちゃんと、総額は変わらないよって言ってるつもりなんですけれど……。

ですから、急いでいるときほど落ち着かなくてはいけないんだ、と思いました。効率を求めれば求めるほどナースコールがじゃんじゃん鳴って、夜眠れないということになってきます。なるほど、不思議な世界だなと思いました。つまり、世の中一般で進められている合理化とか、効率とか、そういうものからはるかに遅れた世界だという印象を、最初の頃は持ちました。なんという近代化されていない世界だろう、という印象です。

それだけではありません。一人の老人にこうやったら元気になったという方法論が見つかったとしても、他の老人にはさっぱり当てはまりません。つまり普遍化とか理論化ができないんです。

最初はすごい難しさを感じたんですけれど、そのとき読んだ本が『野生の思考』でした。難しい本ですが、第一章は飛ばして読んで、第二章ぐらいから読むと少しは読みやすいと思います。レヴィ＝ストロースは、言わば西欧の思考方法が限界に達していて、これをいかに乗り越えていくか、近代をいかに乗り越えていくのかというときの概念として、ブリコラージュという考え方を提起したわけです。西欧的思考に抜けているものはそのブリコラージュであり、そのことによっていかに人間性を獲得し、取り戻せるかということを提案したわけです。

この本を読んだとき、ああ、私がやっていることはこれなんだ、と目が覚める思いでした。老人介護はまさしくブリコラージュです。ベッドの脚を切って膝の高さに合わせるだとか、畳の目の向きを変えていざりをしやすくするだとか、縁側に穴をあけてそこにお尻をもっていってトイレにしてもらうだとか、まったく普遍性もない、理論化もできないことをあれこれ工夫していきました。そして、一人ひとりの個別に合わせて効率の悪いことをやっていくというのは、遅れているんじゃない、意味のないことじゃなくて、実は現代の問題を乗り越えるチャンスを何かもっているのではないか、という気づきを与えてくれたのが、レヴィ＝ストロースという文化人類学者なんです。

人を関係の中で見る

このレヴィ＝ストロースという人は、「構造とは何か」という質問を受けたときに、こういう答え方をしています。「要素と、要素の間の関係からなる総体である」と。要素というのは、この場合は人ですね。目に見えるものが要素です。これまでは、人間というのを個体としてだけ見てきました。解剖学的に見るとか、心理学的に見るとかしてきたんだけれども、そうではなくて、人と人との間の目に見えない関係というものをひっくるめて見ていこうというのが構造という概念なんだ、という説明の仕方をしています。

いま私が訴えているのは、これと同じことです。これまでは人を人としてだけ、関係から切り離されたものとして見てきた。その方法論を「足し算の関係学」という言い方で呼んできました。しかし、そうではなくて、関係によって人間はものすごく変わるのです。ですから、関係と個体との掛け算で見ていこう、という提案をしてきました。ただし足し算で見ていい場合もあります。どういう時かというと、手術室の中はそうでしたよね。

言わば手を縛ってでも栄養を入れようとか、むりやり訓練をやらそうというのは、これは手術室の人間観です。非常に特殊な時期の、狭い空間でだけ通用する人間観ですが、それがどうも医療全体、看護全体、リハビリ全体だけではなく、介護の中にまで入り込んでいるということによって老人を崩壊させているのです。

　したがって掛け算の考え方、関係がゼロになったら人間はゼロになるんだということから始めていこう、ということになります。そうすると、私たちは人間というものを見るときに、もちろん個体の評価はしなくてはいけませんが、たとえば高血圧だとか、糖尿病だとか、躁鬱病だとか、認知症の症状だとか、それは個体の問題だと思われているんだけれど、実は関係の結果なのではないか、という視点を持っていなくてはなりません。

　たとえば尿意がなくなるなんていうことは、関係からつくられた仮性失認だったわけですから、実は神経因性膀胱障害ではなくて、関係因性膀胱障害というほうが本当はいいわけです。ですから、個体が問題だとされていることでも、関係が原因ではないかという視点はいつも持たなければいけないのですが、一応老人を評価するときには、個体と関係を分けて考えてみましょう。後から関連を考えてみればいいわけです。

関係の評価法を手に入れよう

個体の評価の仕方というのは、いくらでもあるんです。医学の本は全部そうで、個体をどう見るかだけが書かれています。リハビリの世界でも、関節可動域がどうなっているか、筋力をどう見るかなんていう本はいくらでもあります。専門職の方は、それぞれの専門にふさわしい技量を身につけていらっしゃると思いますから、もう一つ、どこにも書かれていない関係の評価の仕方を手に入れなくてはなりません。個体と並んで、同じくらい大事なことなのですが、それについての本がまったくなく、評価法がないのです。

それは、「いい人間関係を持ったほうがいいですよ」とか、「真心が大切ですよ」といった言い方でしか表現されていないものをどう見ていくのかというときに、吉本隆明さんに倣って、三つの見方で見ていこうということでした。

一人のケースを見るときに、一つは社会的関係がちゃんと確保されているかどうかを見ます。次に家族的関係が確保されているかどうか、そして自分自身との関係、わかりやすく言うとプライドが保たれているかどうかを見ます。この三つのどれか一つでもなくなると、老人はダメになる。これまでは足し算で考えられていたけれども、これを掛け算で見ていこうということです。

ものすごくいい家族に囲まれて介護されている人でも、世の中に出ていかないと、だいたい三年でダメになるというのは、よく知られていることです。これは「閉じこもり症候群」と呼ばれています。家の中に閉じこもっているだけで、いくらいい介護を受けても、いやいい介護を受けていればこそ、その人はやっぱりダメになるということになりますから、どんな人にも社会的関係は必要なんです。もちろん、重度心身障害児にも社会的関係が必要です。寝たきり老人にも社会的関係は必要です。いや、重度心身障害児や寝たきり老人にこそ、社会的関係は必要なんです。

しかし、関係は後でいいというふうに考えているもんですから、いつまでたっても社会的関係の中にその人を出そうとしない。生活から遠ざけて治療の対象者にしてしまう。個体としてしか扱わない、ということをやってきたように思います。

関係世界を立体で表す

みなさんが、いま訪問しているケース、あるいは関わっているケースをどなたか思い浮かべていただきます。それを三つの軸で評価していこうということですが、三つが掛け算になっているとどういう評価になるでしょうか。二つの掛け算で関係の世界はどう表されるかというと、面積で表すことができます。さらに、三つの軸の掛け算では体積で表すことができます。立体で表されるということになります。

これはもちろん仮のやり方です。関係なんて目に見えないものをなんとか形に表そうというんですから、苦肉の策だと思ってください。それにしては、よくできている比喩だと思います。

三つの軸ですから、縦、横、奥行きです。昔、高校の頃、習ったことですから忘れているかもしれません。縦軸はYで、横軸がXです。奥行きがZで、三次元の座標を作ります〔左図〕。

では、それぞれにそれぞれの関係を当てはめていきます。どこにどれを当てはめ

関係世界の３次元座標

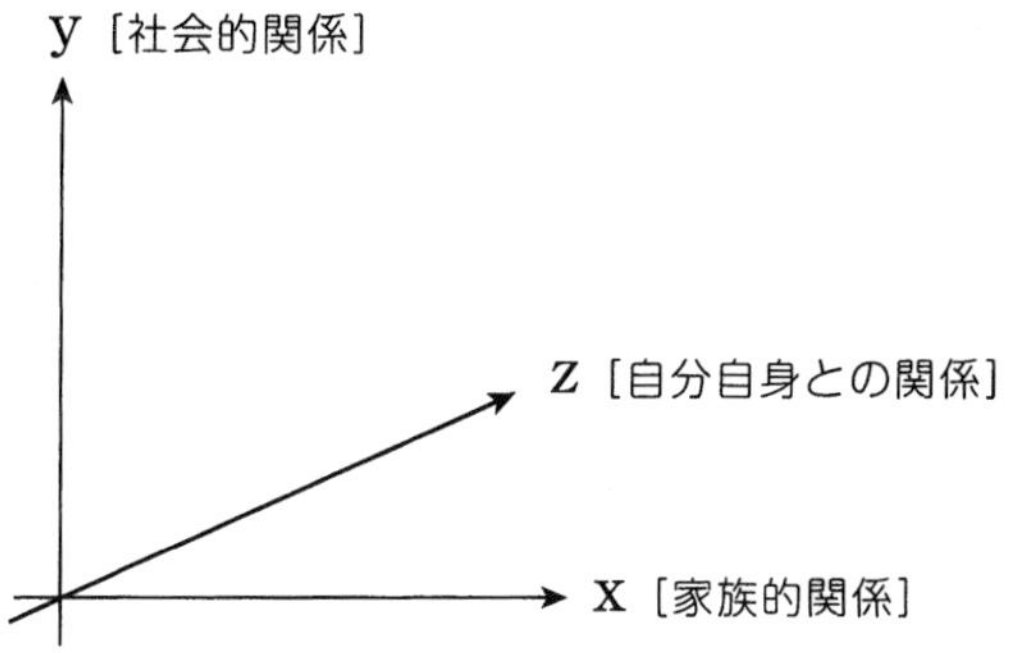

たって一向に構いませんが、一応、縦軸に社会的関係を当てはめましょう。社会は登っていくとか、出世していくなんていう感じがありますからね。

横軸のX軸に家族的関係をつけましょう。これは上下関係ではなくて、横の関係です。奥行きは自分自身との関係にします。なんとなくぴったりきます。

そうすると、極めて平凡な私たち、私やみなさん方という、平凡な人間の関係的世界をこの図の中に表していくと、どういうことになるでしょうか。まず社会的関係はどうなるかというと、みなさん方はそれぞれ仕事を持っていらして、それなりの仕事をされていて、それなりの役割を担っているかと思います。

家族的関係は、それぞれ個人的事情もあるのでしょうけれども、ふつうに結婚していたり、恋人がいたり、親との関係もあって、子どもとの関係もある。バツイチぐらいは、今時どうということもないでしょう。

さて、みなさんが自分のやっている仕事、あるいは家族の一員としての自分というものに対して、どういう自己評価をしているか確認してみましょう。たとえば給料がもう少し高ければいいけど、まあこんなもんだろう。社会の役にも少しは立っているし、仕事も管理的な職場でおもしろくないこともあるけれども、老人との付き合いはおもしろいからなんとか続けている。そういう関係的世界をこの座標に立体で表してみますと、〔左図〕のようになります。私たちの関係的世界というのは、こういう立体として表されると思ってください。何度も言いますが、どの軸がゼロになっても、立体というのはゼロになってしまうわけです。したがって、どれも同じくらい大切だ、という関係として表したものです。

個性的な老人を立体で表してみる

さて、お年寄りです。関わっているお年寄りにはいろんなタイプがいるかと思いま

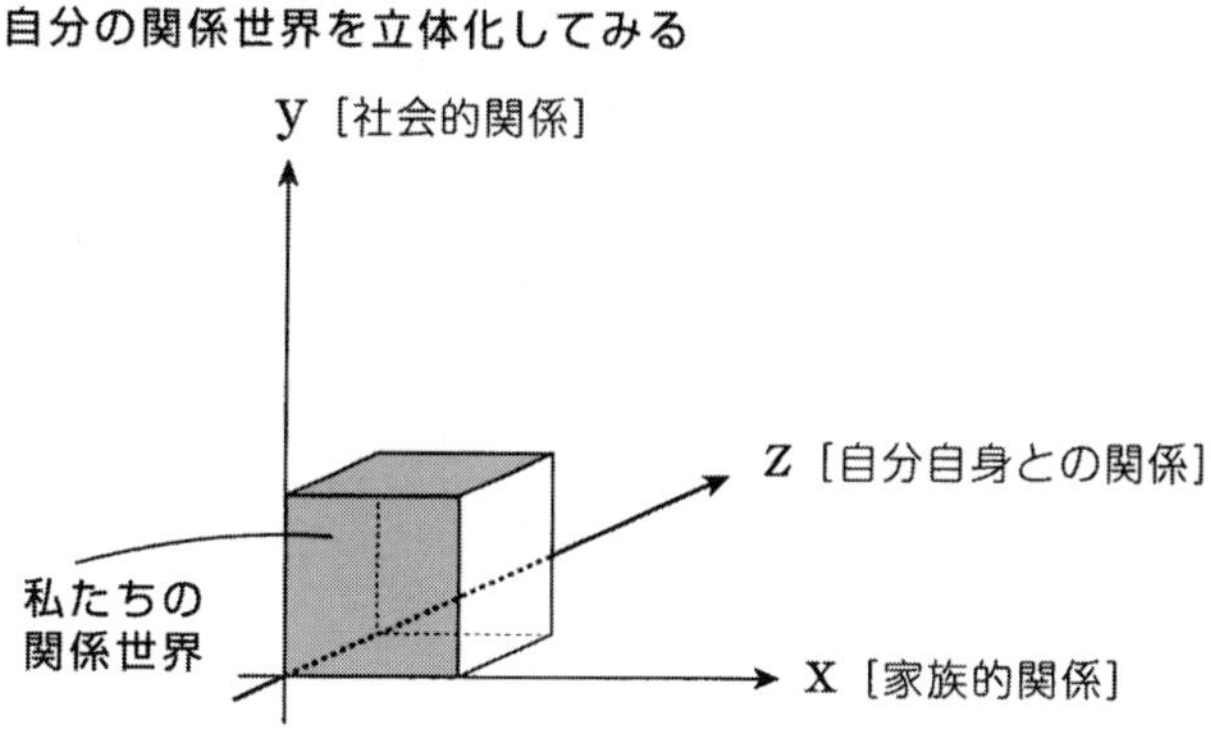

す。お年寄りがみな平凡なタイプだけでしたら、問題老人なんて存在しないはずですし、家族がもめるなんていうこともないんですけれども、世の中にはいろんなタイプの人がいます。

いまから、この座標を使っていくつかの人間のタイプを表現してみましょう。そして、それぞれどういうタイプか、タイプに名前をつけてください。さらに、どのタイプがいちばん障害に強いか、障害に弱いかというのを推測してみてください。

たとえば人生半ばで脳卒中に倒れたというときに、その障害に弱い人と、強い人とがいますね。

最初のタイプは、社会的関係はすごく高い、会社では偉い人です。ところが、家に帰ると相手にされていない、家族的関係がほとんどないに等しい人です。「あっ、お父さん帰ってたの」というくらい、家族の中での存在感が希薄な人です。自分としては、会社ではがんばって働いているという、まああの自己評価、プライドをちゃんと持っているというタイプです。この人はどういうタイプでしょうか、はたして障害に強いのでしょうか、弱いのでしょうか。これをタイプⅠ〔左図上〕としましょうか。

タイプⅡ〔左図中〕は逆です。会社では窓際族で、相手にされていません。そろそろ辞めないかなんて言われて、肩を叩かれています。万年平社員というタイプですが、家族にとってはいいお父さん、いいご主人です。もちろん、子どもともよく遊びます。そして自分としては、自分はまあそういうタイプなのだから、家族を大事にして生きていこうというふうに、自分自身も納得しているという人です。

極端ですが、タイプⅢ〔左図下〕はこうです。社会からは相手にされていませんし、家族からも相手にされていません。ところが、自分は自分だというプライドをものすごく持っているというタイプです。

ではそれぞれ名前をつけて、経験的に、障害に強いタイプ、弱いタイプに分けてみてください。障害だけではなく、老化にもです。突然来るのが障害、ゆっくり来るのが老化ですから。

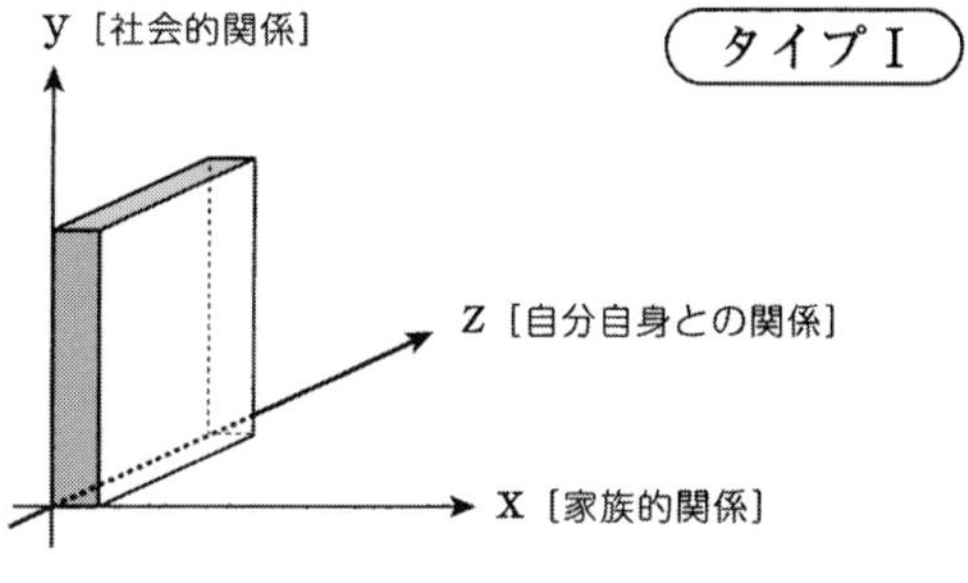
y［社会的関係］
タイプⅠ
Z［自分自身との関係］
X［家族的関係］

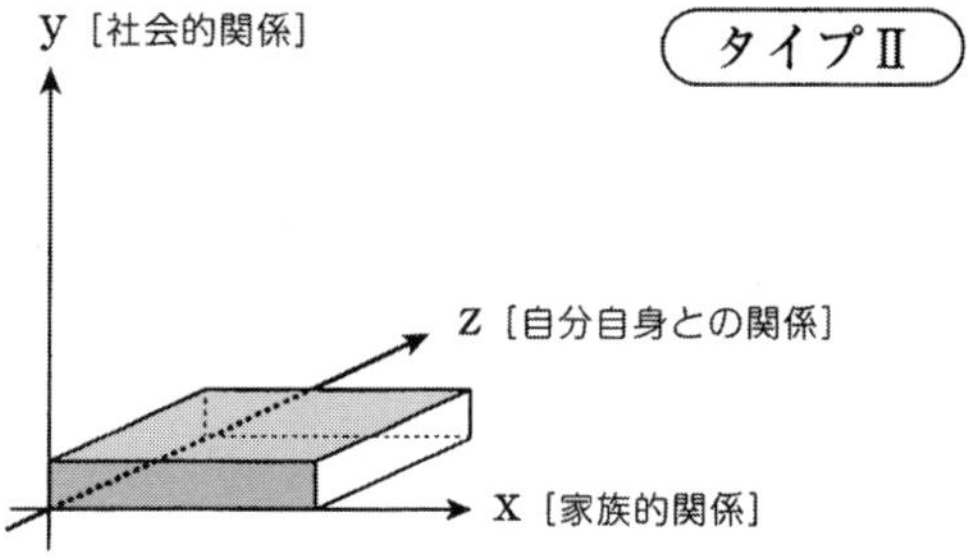
y［社会的関係］
タイプⅡ
Z［自分自身との関係］
X［家族的関係］

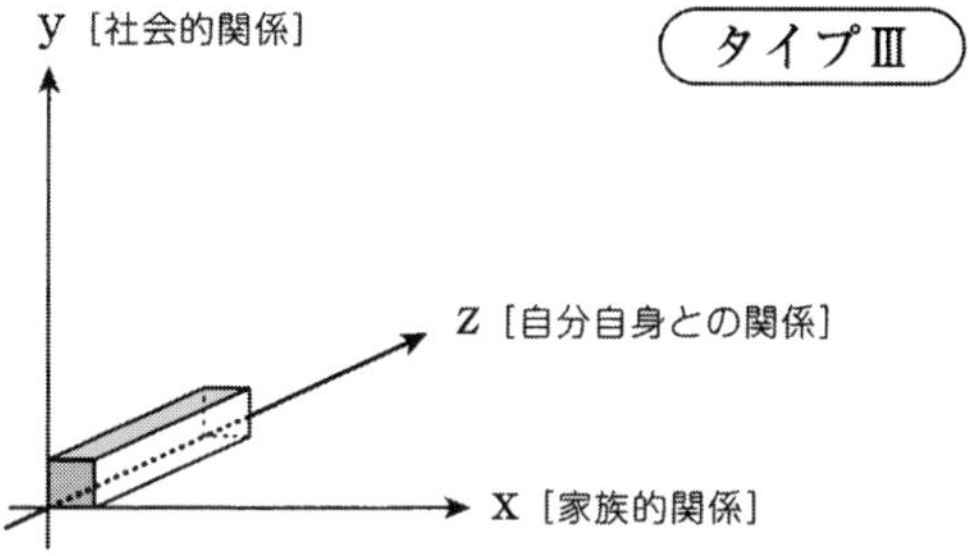
y［社会的関係］
タイプⅢ
Z［自分自身との関係］
X［家族的関係］

障害と老化に弱いのは？

さて、立体の大きさは全部同じくらいですけれども、人間のタイプはえらく違います。まずタイプⅠは、言わゆる「会社人間タイプ」です。働き蜂と言いましょうか、家のことは一切そっちのけで仕事に熱中している。ワーカホリック（仕事中毒）というのが、いま問題になっていますが、そういうタイプだろうと思います。

タイプⅡは逆でして、こちらは男性でいえばマイホームパパです。会社ではうだつが上がらないんですけれども、大変いいお父さんです。「マイホーム型」です。

昔でいうと、タイプⅠが男性で、タイプⅡが女性、なんていう分け方もできたんでしょうが、今はそれほど単純にはいかないですね。女性でもタイプⅠというのがけっこう増えてきています。ボランティアで忙しくて子どもの面倒を見ないとか、そういうお母さんが今けっこういるんです。それが問題になったりしているようです。

それから、出世は一切諦めて、自分の能力の八〇％ぐらいの地位について、人生を楽しくやろうなんていう男性もけっこう増えています。そういうのを嘆かわしいと言う人もいれば、けっこうなことだと言う人もいるわけで、男女差というのがだんだんなくなってきている気がします。

はたしてどっちが障害に強いか弱いかですが、タイプⅠのほうがなんとなく弱い気がしませんか。パタンと倒れそうな感じです。

それから、老人でタイプⅢの方がときどきいるんです。これは何型と言えばいいでしょうか。社会からも一切振り向かれない、家族からも勘当同然で、あんな人はお父さんじゃないとか言われて、老人ホームに入っても面会にも来てもらえない、そういうタイプです。

けれど「俺は俺だ」と言って、自信を持って生きてきたから、人生の話を聞くとおもしろいですよ、もう波瀾万丈で。他人としてはおもしろいけど、身内にはしたくない、そういうタイプです。

すごく数奇な人生を送っている人が多くて、よく言うと「芸術家タイプ」です。世の中に認められようが認められまいが、家族がついて来ようが来まいが、俺は俺の道を行くんだという信念を持っているタイプです。でも芸術家として大成するのはほんの僅かで、ふつうはこれを「自己破滅型」と言うわけです。

では、はたしてどのタイプが障害に強いのでしょうか、弱いのでしょうか。強い順に並べてみましょう。

どうですか、タイプⅢなんかは強そうに見えます。もう失うものなんか何もないみたいな感じがするでしょう。けれど、意外ともろさがあったりという感じがしないでもないですね。

社会的関係の喪失

一つひとつの世界について、障害が突然起こった、あるいは長い時間をかけての老化というものが忍び寄ってきたときに、どう変化していくのかというのを見ていきたいと思います。例としては「脳卒中で突然倒れた」というような場面を想定すればいいと思います。

まず、縦軸です。社会的関係はどう変化するか。社会的関係とは何かといいますと、まず仕事です。仕事での人間関係ということがいちばん大きいです。それから、地域の地縁ですね。地域の人たちとのコミュニティという人間関係があります。それから、趣味をとおしての人間関係もあります。あるいは労働組合なんかもそうです。それから政党、政治活動をやっているとか、宗教もあります。宗教というのは、ときに家族的関係に近づいてくる場合もありますけれども、基本的には血縁から出てきたものではなくて社会的関係に入るものだと思います。こういうものが社会的関係として挙げられます。

では突然、脳卒中で倒れると社会的関係がどうなるか考えてみてください。軽いマヒであったとしても、仕事はまず続けられないと思います。身体に障害を持っても続けられる仕事というのは、非常に限られていると思います。たとえば学者だとか、ソーシャルワーカーならまだ続けられる余地はあるかもしれませんが、身体を使わなきゃいけないとなると、ちょっと難しいですね。言語障害なんかあれば、言葉を使う仕事ももうダメになってしまいます。

ものすごく理解のある職場で、職場復帰ができたというケースをたくさん見てきましたけれども、それでも二、三か月で辞める方が大変多かったです。まわりがすごく気を遣ってくれるのがやりきれない、耐えられなくて辞めていくということがあります。ですから、仕事はまず辞めなきゃいけない、というのが大多数の人だろうと思います。恵まれた自営業の人なんかだと、会長みたいな形で一線を退いて、自分の息子たちが後を引き継ぐという形で続けられる人もいるかもしれませんが、実質的には引退しなければいけないということになると思います。

でも、仕事は辞めても、仕事をとおしてできた人間関係は残るんじゃないか、というふうに思うかもしれません。最初のうちは面会とか、お見舞いに来てくれます。でも、そのうち来なくなります。こっちも来てほしくないわけです。元気な同僚を見るのはつらいものです。向こうも、いつまでたっても障害の残っている人を見るのはつらいのです。どう付き合っていいかもわからない。前と違っているという印象がありますから、だんだん足が遠のきます。したがって仕事でできた人間関係というのは、特殊な場合を除いて、これは全滅になることが多いです〔左図〕。

だいたい、脳卒中なんかにならなくてもそうです。定年退職した途端、いっぱい来ていた年賀状が一通も来なくなったというお父さんの話は、よくあるじゃないですか。定年ですらそうです。仕事の人間関係は、けっこう冷たいものです。

地域はどうでしょうか。都会に住んでいる人で、地域で人間関係をつくっている人はいますか？　私はいま熱海に住んでいます。それまでは東京の大塚でマンション暮

社会的関係が障害でどう変わるか

仕　事	→	×
地　域	→	×
趣　味	→	×
政党、組合	→	×
宗　教	→	△

らしをしばらくしていましたが、隣の人を知りませんでした。それが都会のいいところでもあるんですけれども、最初からコミュニティなんてないんです。田舎に行けばまだあるにしても、これもだんだん薄らいできています。もともと元気なときになかった人間関係が、障害を負って、外へ出なくなってから形成されるということはまずあり得ないですから、これも絶望的です。

趣味についても、続けられるものは少ないと思います。身体を動かすものはまずダメです。左マヒなんかになると、将棋や碁を指せなくなる人が多いです。右マヒになると言葉の障害がありますから、俳句とかそんなものはつくれなくなります。たとえば、お華など先生級だったなんていう人ほど、脳卒中になるともう一回人間関係の場に出ていくのを嫌がります。昔との格差が大きいからです。恥ずかしくてできない、という言い方をしますね。ですから、趣味もほとんどできなくなります。

労働組合とか政党なんていうのは、これはもう本当に冷たい世界ですから、すぐに切れてしまいます。

宗教はどうかといいますと、宗教によりますね。けっこう面倒を見てくれる宗教団体というのはありまして、特養ホームに入ってきたおばあさんのところに熱心に訪問に来てくれるなんていう宗教も、ときたまあります。ただし選挙の前が多いです。これもまあ、△ぐらいでしょうか。かなり良心的な宗教だと、老後の面倒まで見てくれるところもあるかもしれませんけれども、一般的ではありませんね。社会的関係はほぼ全滅ですから、タイプIはかなわないですね。ガタッとY軸がほぼ崩壊して、ゼロにずっと近づいていきます。

そのとき家族はどうかというと、これまで家族のことを一切顧みていませんから、冷淡です。こんな身体になってしまったのだから、遺産を残して一日も早く逝ってくれ、という気持ちになるだけです。これはちょっとかなわないな、というのがわかると思います。

家族的関係が障害でどう変わるか

良くない家族関係　→　×
（Ⅰのような）

良い家族関係　→　○　→　×
（Ⅱのような）　　　　３年後

家族的関係の変容

では次のX軸の、家族あるいは家族的関係はどうでしょう。社会的関係のように、契約で結ばれているという関係ではなくて、もっと情緒的な、損得を抜きにした、血縁を基礎とした関係はいったいどうなるのでしょうか〔上図〕。

社会的関係はほぼ全滅でした。家族的関係の場合は、それまでの家族関係によります。タイプⅠのように、もともと家族関係が全然ダメだったというタイプは、最悪になります。

よく脳卒中の人の家に訪問に行きます。手すりがあれば、この人は歩けるとか、ベッドにちょっと工夫をしてくれれば起き上がれる、というケースがあります。門構えのある、庭のある立派なお家です。お金なんかまったく不自由していないと思いますから、「手すりをつけませんか、ここのベッドをこういうふうにしたいんですけれども」と言いますが、ダメです。「このベッドは宮付きのいいベッドで、おじいさんが死んだ後、孫が使う予定になっているから、そんなことをしてもらっては困る」なんて言われてしまいます。しかも本人の目の前で、です。あるいは「ここに手すりを付けてほしい」と言うと、「これは檜だからそんなことをしてもらっては困る」と言われるのです。こういう家族関係は、これまで何十年という家族関係の中で培われてきたものです。家族にしてみれば、倒れたのをキッカケにこれからいかに仕返しをするかなんて考えているわけですから、私たち若い者が突然やって来て、「障害を負ったお年寄りですから親切にしてあげなさい」なんてお説教をしても、これはまったく通用しません。つまりそれまでの家族の歴史が決めていく、ということになります。

手すりを付けてくれるかどうかというのは、お金があるかないかではなくて、これまでの関係です。いくらお金のない家、貧乏な家でも、「お父さんは倒れたけれど、最後までお父さんらしく生きてほしい。だから言われることはなんでもします」なんていう家族はいくらでもあります。

これまでの人間関係が良かったというところでは、いい関係が続きますが、それでも三年しか持ちません。もちろん、三年というのは平均的な意味で言っているんですけれども、いちばんいい家族でも三年ではないでしょうか。

新百合ヶ丘からタクシーで千円ぐらいのところですが、川崎市に生活クラブ生協という生活協同組合が運営している、民間で出発した「生活リハビリクラブ」というデイサービスがあります。いまは生協法が変わりましたから、委託事業を受けられるようになって、国から予算をもらっていますけれども、六年間、毎年一千万円近い赤字を抱えながら、民間のデイサービスとしてがんばってきました。「呆けも寝たきりも大歓迎」という方針のもとでやってきたのですが、そこをまだお若い方で、クモ膜下出血で倒れたという方が利用されていました。

車イスを使われて、こちらの言うこともなかなか理解できなくて、本人はほとんど言葉もしゃべれないというぐらい重篤なマヒでした。かなり広範囲に出血があったという方で、もう助からないと言われたそうです。もちろん気管切開の跡もあります。

奥さんは倒れたときに、命だけでいいから助けていただきたいと、本当に心から思ったそうです。奇蹟的に助かりましたが、何年か経ったときに、「あのとき死んでいてくれたほうが良かった」としみじみおっしゃったと言います。どっちが本当なんでしょうか。どっちも本当だと思います。

生きていてくれるだけで良かったという気持ちが続くのが、いくら良い家族でも三年です。それは家族だけの介護になっていればそうなりますから、私たち介護者の側に立って考えてください。いちばん良い家族関係を持っていたケースでも、三年の執行猶予を与えられているだけなのだ、というふうに考えてください。

三年の間に、私たち介護職が、あるいは社会や自治体、つまり地域の側が、その介護を代わりに引き受けていく、ということです。一緒にやろうという態勢をつくらないと、どんないい家族でもダメになるということです。ましてや仲の良くなかった関係であれば、執行猶予はありません。すぐ代わらなければ、あっという間に老人はダメになり、家族的関係もまた失われていく、ということになります。家族的関係は社会的関係のようにいっぺんにドーンとは落ちません。少しずつ少しずつゼロに近づいていき、関係的世界がなくなっていくということになります。ですから三年の執行猶予というふうに考えてください。

さあ、そうするとタイプⅠはあっという間にダメになると思います。これはすぐに関わらなければいけないタイプです。

タイプⅡは少しずつダメになりますから、ゆっくりでいいんですけれども、関わりをつくっていかなければ、せっかくの良い人間関係が崩れていってしまいます。

それに比べると、タイプⅢはいいですね。社会的関係も家族的関係も、最初から彼にとっては大切ではありません。脳卒中によって失われたわけではない。最初からなかったわけですから、たいへん強いという感じに見えます。「片方の手足が不自由なくらいで、俺が俺でなくなるはずがない」という強烈な個性と自己主張を持っている人です。

自分との関係は世間と身内で決まる

三番目の自分自身との関係というのは、障害によって一体どうなるでしょうか。プライドの大変強いタイプⅢは、日本人には珍しいんです。逆に、西欧の近代個人主義者というのは、こういうタイプがものすごく多いんです。自分が、自分が、という自己主張と個性が大事な世界です。

日本人はこういうふうにはなりません。なぜかというと、自分自身との関係、自分自身の評価というのは、社会的関係と家族的関係によって決まるからです。それで日本人は自立していないとか、個人として確立していないというふうに言われたりするんですね。社会——日本的にいうと世間——が自分をどう思っているか、あるいは家族、身内が自分のことをどう評価しているかによって、自分自身に対する評価が大きく左右されてしまうというのが、日本人の特性だと思います。

したがって、Z軸、つまり自分自身との関係は、こういう公式が成り立ちます。ZはXとYで決まるわけですから、Z＝f（x，y）というように公式化できます（左図）。

西欧的世界は、社会からも家族からも自立しているということによって自己を確認していく、という世界です。ところが、日本はむしろ、他人に依存したり依存されたりという、関係の中で自己を確認していく世界ですから、これは文化の違いだという気がします。とくにお年寄りはそうですね。周りからの評価をすごく気にします。世間体を気にし、身内の評価を気にして、自分の価値を決めていくという形になります。良い悪いではありません。

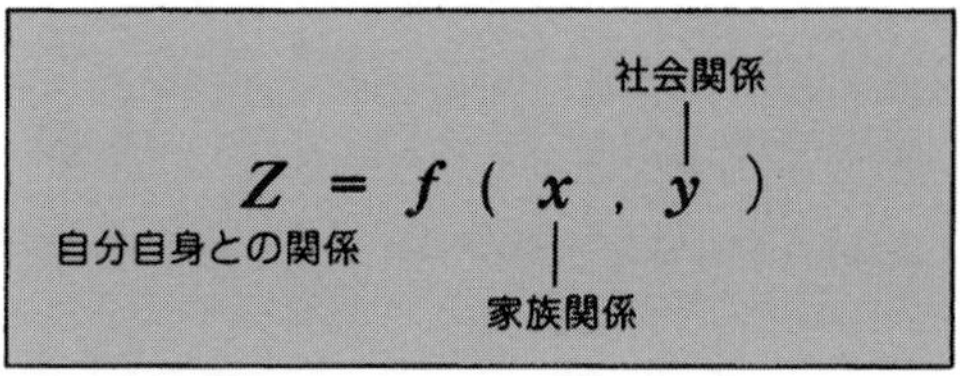

自分自身との関係の公式化

図は、ZはXとYの関数であるということです。XとYが決まればZが決まります。XとYの評価が高くなっていくと、Zも高くなり、XとYがダメになるとZもダメになるというのが日本人の特徴だと思います。

私は西欧に比べて日本人が個人として確立していないとか、自立していないというマイナスの評価は与えません。レヴィ＝ストロースにならってすべての文明は等価であると考えますから、文明、文化のあり方が違うだけだと思います。

そうしますと、先ほど書いたタイプⅠというのは、社会的関係があっという間にダメになり、家族的関係はもともとありませんから、あっという間にプライドも失われていくという形になります。その結果、いちばん大事な自分自身に対する関係も失われていきます。

タイプⅡの方は、家族的関係が少しずつダメになっていきますから、プライドもだんだんダメになっていく、という形をとります。

タイプⅢの方は、もともとZがXとYに関係なくても強いわけですから、相当強いだろうなという気がします。たしかに強いですけれども、どこか脆さを持っています。日本人でも、最近はこういうタイプの人が、新しい個人として確立している人としてもてはやされたりしているんですね。

たとえば、ガンの闘病記を書いたフリーのジャーナリストで千葉敦子さんという方がいました。あの人の本なんかを読むと、すごいですね。誰にも頼らず、甘えず、最後まで自分の生をまっとうしていくんですけれども、私はそれを見てすごく違和感を覚えました。みんなはすごく褒めるんですけれども、なんで甘えられないんだろうな、甘えればいいじゃないか、という気がしました。誰にも依存しないで生きていくというけれども、あれは自立しなきゃいけないという観念に依存していたんじゃないか、という気がすごくするんです。依存のしかたが違うだけだろう、という気がします。どこか無理な生き方をしていたんじゃないかという気がしますから、こういうタイプは歳をとると、無理が出てきます。

これはアメリカでずっと生活していた、日系二世や三世の人を取材しているジャーナリストから聞いた話なんですけれども、そういう人が病気になって、終末が近くなってくると、ずっとアメリカで生活してきて英語もペラペラだった人が、まず日本語でしゃべり始めるのだそうです。そして、パンが口に入らなくなって、ご飯を食べるようになってきます。すると、個室を出て大部屋に行きたくなると言うんです。なにかそういうところに、歳をとるとみんな帰って行くという気がしますね。

「ぼくは寂しいんです」

私の友だちの指導員が関わった、こういうおじいさんがおりました。憲兵隊をやっていたというお父さんです。昔はかなりひどいこともしたんだろうと思いますけれど、自分に対しても他人に対してもすごく厳しい人で、けっこうインテリの方でした。

歩けるのですが、家族とうまくいかないから、追い出されて特別養護老人ホームに入ってきたんです。周りの人がとても見ていられない、というわけです。奥さんを怒鳴りつけたり、殴ったりして、なんでもやらせて、それで文句を言う。息子が二人いるんですが、とっくの昔に勘当して、お父さんとは何十年も会っていないという、そういうケースでした。

すごい人でした。ちゃんと言いたいことは言いますし、自己主張はします。ただし、みんなからは嫌われていました。風船バレーボールなんかお誘いすると、「あんな子ども騙しができるか」と言って怒鳴りつけられるんです。それでも興味があるらしくて、ウロウロしては見ていました。

八〇歳を過ぎ、本当に弱ってきました。その頃、問題行動がちょっと出てきます。おもらしをするようになったのです。たいへん混乱をして、職員たちも振り回されるという事態になりました。極端に表情が変わってきました。困惑の表情です。自分自身でもどうしていいかわからないという表情になってきました。

その生活指導員は、宿直の夜に部屋でこっそりと、飲んではいけないことになっている酒を飲んでいました。そうしたら、彼が宿直室に現れて、「先生、何してるんですか?」と聞いたそうです。別に先生と呼ばせているわけではないんですが、こういうタイプの人は上下関係がすごく好きなんです。上の人が命令的に言うとよく聞くというタイプで、人間関係はすべて上と下で見ますから、指導員は上なんです。園長はさらにその上なんです。それで、「ちょっと酒を飲んでいる」と言うと、「ぼくにも飲ませてくれませんか」と言ったそうです。「飲んでいたことを黙っていてくれるなら、じゃあ、一杯どうぞ」となりました。

この指導員も、この人のことはそんなに好きじゃなかったと言います。ときどき奥さんが面会に来るんですけれども、怯えたような、おどおどした表情をして現れて、命令されたことをやって帰っていくので、ひどい男だなと思っていたそうです。

ところが、酒を飲みながら、「先生、ぼくは寂しいんです」と言って、初めて泣いたのだそうです。こんなプライドの高い人が寂しいと言ったということに彼は感激しまして、これはどうにかしてあげなきゃいけない、と思ったそうです。「しばらく会っていない息子たち、とくに長男に会って仲直りをしたい」としみじみと語ったので、この指導員は次の日すぐ奥さんに電話をしたそうです。

昨日、こういうことがあって、「寂しい、会いたいとご主人が言っています」と告げると、奥さんは、「騙されているんですよ。そんな人じゃありませんから」と言って、ぜんぜん相手にしてくれません。「でも最近、落ち着きがなくて、職員も振り回されて大変なので、なんとかしてほしいんです」と、彼は奥さんに訴えました。

芝居のつもりが本気になって

職員に大変だと言われると、家族としては人質にとられているようなものですから、そのまま放っておくわけにもいきません。出て行ってくださいと言われると困りますからね。それで、「ダメかも知れないけれども、長男に連絡してみましょう」ということになって、彼が長男に電話を入れました。そしたら、お母さんと同じことを言ったそうです。「それは騙されているんですよ。そんな親父じゃありません。仲直りなんてとんでもない」と言うわけです。

そこで困った指導員は、「だけど、本当にぼくらは困り果てているので、芝居でもいいから来てくれて、『これまでいろいろあったけれども、お父さんも歳をとったのだから、最後は仲良く、お父さんらしく暮らしてほしい』と言って、手の一つも握ってくれませんか」と、半分脅しにかかったそうです。それじゃあ仕方がないというので、遠いところから長男がやって来ることになりました。「芝居ですよ」となんべんも念を押してです。

息子さんといっても、もういい社会人です。社会人ですけれども、親子の確執というのは、歳をとっても消えません。愛情と憎しみというのは裏表です。近い人間関係から生じるわけです。ですから、「憎しみ合っている家族というのはひどい家族だ」とは思わないほうがいいですね。憎しみ合えるというのは、愛情の裏返しなんです。人は憎しみには耐えることができるんです。耐えられないのは無関心です。誰も自分に関心を持ってくれない、というのには耐えられないものです。しかし憎悪には耐えられるのです。

それで、ついに息子さんがやって来ました。面会室にお父さんが坐って待っていると、奥さんと、何十年ぶりかの息子が部屋に入ってきました。お父さんは腕を組んで、「何しに来たのか」という顔をしているんだそうです。「ああ、やっぱり家族の言うとおりだ。私は甘かった。仲直りなんかするはずない」と、彼は内心思ったそうですけれども、打ち合わせどおり息子さんがお芝居をしてくれました。「これまではお父さんもいろいろあったけれども、歳をとったし、これからは仲良くやっていこう」と言って、手を出して、握手しました。するとお父さんが、ポロポロッと泣いたというんです。それを見た息子さんも、つられてボロボロと本当に泣いたのだそうです。芝居が本気になったのです。芝居というのは不思議な世界です。演技をするというのは、それが現実になるということでもあるんですね。

関係的世界への回帰

だから、こういうタイプというのは、どこか脆さを持っているという気がします。最後に歳をとっていったときには、やっぱり家族や世間を求めるんじゃないでしょうか。世間ともう一回仲直りしようとか、家族と和解したいという気持ちを、どこか深いところで持っているのだろうと思います。少なくとも日本人に関しては。これからの日本人は変わっていくと言われるかもしれないけれども、私は、個人主義で育って権利を主張する私たちの世代でも、歳をとると、やっぱりそういうところに帰っていくような気が、どうしてもします。関係的世界、そこにもう一度回帰していくという気がしています。

さあ、障害や老化によって、関係的世界がどうなったかです。多かれ少なかれ、関係的世界は全滅です。つまり、三年家から出ないと、呆けと寝たきりがセットで進行していくのです。「閉じこもり症候群が呆けと寝たきりの本当の原因である」という、竹内孝仁先生〔＊20〕がおっしゃっている論理が、非常に的を得たものであることがわかると思います。竹内先生の本は、できれば何冊かお読みください。とくにお勧めは『医療は生活に出会えるか』という本です。医者が書いたと思えない、非常にすいすいと読める大変おもしろい本で、日本の介護の歴史がよくわかるという本です。

＊20　竹内孝仁　国際医療福祉大学、大学院教授。リハビリテーション医。特別養護老人ホームや在宅の高齢者ケア全般に関わる。高齢者関係の著書に『医療は生活に出会えるか』（医歯薬出版）『老人のケア』（中央法規出版）『老人のリハビリテーションと処遇』（全社協出版部）など多数。

さあ、関係づくりを始めよう

問題は、したがって、タイプⅠの人はもちろん、タイプⅡの人であっても、タイプⅢの人であっても、障害を持って、関係が途絶えたままになっていると、遅かれ早かれダメになっていくということです。ですから私たちは、身体に対するアプローチと同じくらい、あるいはそれ以上に、関係からのアプローチというのをつくっていかなくてはなりません。では、果たしてどこから関係をつくっていけばいいのか。三つありました。社会的関係からつくっていくのか、家族的関係を調整していくのがいいのか、自分との関係からか、果たしてどれがいいのでしょうか。

放っておくと関係的世界は崩壊します。関係的世界が崩壊すれば、実は個体もダメになります。それは廃用性萎縮なんていうことではなくて、もっと激しいものです。突然起こる、という形で出てきます。目の輝きがなくなってくるということになってきます。

社会的関係、家族的関係、自分自身との関係という三つの軸が、日本人の場合は非常に絡み合っているわけですけれども、それらをどこで評価するかです。みなさん方が訪問に行って、どうやって評価するかということになります。難しいことではありません。

まず、社会的関係がどうなっているかというのを簡単に知る方法は何かというと、外出をしているかどうかです。これを必ず確認していただきたいと思います。病気になってから外に出たことがあるかどうか、生活空間がどれぐらい広がっているかということが、社会的関係がどれぐらい確保されているかを知る目安になります。家から一歩も出ていないというのは、社会的関係がほぼなくなっているということです。

もちろん、ヘルパーさんが来てくれたり、ボランティアが来てくれたりという形で、人間関係はあるじゃないかと思うかもしれません。しかし、これは一方的な関係でしかありませんから、関係本来のものではありません。何かしてもらって、ありがとうと言うだけの関係は、本来の相互的な関係ではないからです。

いくら外出しているといっても、医療機関に行っているだけ、月に一回病院に行って薬をもらって帰るだけなんていうのは、それほど評価はできません。これは患者として行くだけだからです。一方的で受け身的な関係です。もうちょっと、デイサービスセンターに出ているだとか、機能訓練教室に行っているということでないと評価できませんね。さらに、患者さんの会に行ったとか、親戚の集まりに行ったとか、墓参りに行ったとか、音楽会に行っただとか、そういう文化的なことも含めて、外出の度合いによって社会的関係というのはほぼわかる、というふうに考えてください。

雰囲気で感じとる

では、家族的関係はどこで評価するのかということですが、これは訪問のときに感じ取っていただきたいと思います。一人で行くとちょっとわからないかもしれません。私は、初めて訪問に行くときはできるだけ大勢で行きます。もちろん長居はしません。

三〇分で切り上げるというのを原則にしています。向こうにも生活がありますからね。

保健婦さんに、ヘルパーさんに、社協の専門員さんに私という構成で、四、五人でお伺いするようにしています。最低でも二人で行っていただきたいと思います。そこで大変おもしろいことが起こります。

広島県でいちばん良く地域ケアをやっている、沼隈町という町があります。広島の東部、福山の郊外で、人口一万八千人ぐらいの町です。ここで保健婦さん、看護婦さんといっしょに訪問しました。すごいやり手の保健婦がいる町です。森下浩子さんと言いまして、自治体に働く保健婦の集いなんかに出られた方はご存知かと思いますが、よく壇上で、大学の先生なんかと言い合いをしていました。彼女と老人福祉会館の職員の書いた本に『沼隈町の老人デイサービス』(医学書院)があります。

ある日、私が行くと怒っていまして、電話で相手とけんかしているんです。「そんなことじゃ、他の町と同じことしかできませんよ、それでもいいんですか!」とか言って誰かを脅しているんです。「相手は誰?」と聞くと、「町長よ」と言うのです。町長を脅すのに、「他の町と同じことしかできませんよ」という脅し方が、すごいでしょう。こんな保健婦ばかりだと日本中が変わるだろうという気がしますが、いっしょに仕事するほうはかなわないでしょうね。

私は、公衆衛生というのはこういうものだな、というのをすごく学ばせていただきました。デイサービスをみんなで団子になってワッとやりながら、そこに精神障害の人が来る、若い登校拒否の子がボランティアで来ている、自分の家には一人の子どもを預かっているという、もう何から何まで全部いっしょにやるんです。老人は老人同士でとか、精神障害者は精神障害者同士でというのではないんです。全部いっしょにワーッとやってしまうという、ものすごい人なんですけれども、ここで訪問活動をしていました。

自然にできる任務分担

私はだいたいお年寄りとお話をして、「じゃあ、手を見せてくれる？」とか「足を見せてくれる？」と言って見ながら、排泄の状況や、起き上がれるかどうかの力を確認する、ということをやります。お嫁さんが看ているケースが多いですから、そのうちにお嫁さんが「お茶でも入れましょう」と台所に立ちますね。すると、保健婦さんがスッとそのあとについて行きます。

嫁さんがいなくなったとたんに、老人の表情が変わります。それからお嫁さんのほうも、同じように嫁の立場を持っている保健婦さんと二人になると、表情が変わります。二人いっしょにいるときの表向きの言い方とはぜんぜん違う本音が出てきますから、私は老人の本音を引き出します。保健婦さんはお嫁さんの本音を引き出します。

それでまたいっしょになって、「どうも長い間お邪魔しました」とガラガラと戸を閉めて、軒下で顔を見合わせます。これを私たちは〝軒下ケース会議〟といいます。帰りながら対策を考えるんです。お嫁さんはどうだった、本人はどうだったと、両方の話を統合します。保健婦とPTという職種の違いだけではなくて、男と女とか、いろいろな立場が混ざり合って、多角的にその家族のケースを見ていきます。前もってお互いに打ち合わせとかしているわけではないんです。自然にそういう任務分担が、その場の雰囲気によってできていくということです。それで、帰りながら話しますから、これを〝帰り道システム〟と言います。つまり、システムとか、検討会とか、わざわざやることはないんです。一人のケースを通して、その現場を見ている人がどうしたらいいという話をしながら帰る、ということをやります。

あるケースでは、お父さんが呆けていると言われて訪問に行きました。寝てはいますが、身体はどこも悪いところはないわけです。私は最初、奥さんと話をしていましたが、奥さんが台所に立ったとたん、今度はお父さんが私にワーッと愚痴を言いはじめました。奥さんは奥さんで、保健婦さんに愚痴を言っていたそうです。もう一人、社協の専門員さんもいたのですが、私と彼女の両方を行ったり来たりしています。

帰り道、私と保健婦さんはちょっと困ったなあという感じで無言だったのですが、社協の専門員の男の人が、「あの奥さんじゃ、呆けるよね」と、ひとこと言いました。医療の専門家はそういう言い方はあまりしないものです。個人的感情を出してはいけない、という職業的タブーがありますから。けれど、その実感は本当にそうでした。私も言いたかったけど言わなかった。でも言われると「そうだなあ」と思いました。一人で思っているだけだと〝主観〟ですが、でも三人が感じていれば〝客観的事実〟です。

このケースは、奥さんがお父さんに対して、なにからなにまですべてについて口うるさいんです。そうなるとお父さんもかなわないです。すると、あの奥さんからお父さんを離す時間をつくらなきゃダメだよね、という方針が出てきます。奥さんは社交的な人だから、たまにはどこかに遊びに出てもらって、留守番ボランティアを呼びましょう、ということになりました。

留守番ボランティアというのは、これまで老人を看取ったOBの方たちがつくっているボランティアグループです。交通費だけで来てくれるのですが、責任問題があるので、必ず二人一組で留守番に来てくれる、というグループです。

彼女たちに行ってもらおう、ということになりました。「奥さんと同じようなタイプの女性はダメよ。右向けと言えば右を向いているようなタイプがいいよ」というような話が方針として出てきました。ですから、一人で行くとなかなか見られないのですが、二人以上で行きますと、その家族の中で本人がどういう立場にいるのか、家族関係がどうなっているのかという本音の部分が、一回だけの訪問でも見えてきます。

このあたりの、どっちがどっちの本音を引き出すのかというのは、本当にあうんの呼吸で、パッとできるようになりました。一度、三〇歳の女性なのですが、小さいときに障害を負って、精神年齢が十五、六歳くらいで止まっているという人のところに訪問に行きました。私は、若い女性は苦手なんです。年寄り専門で、ばあさんにはもてるんですけれども、若い女性は苦手ですから、そのときには私は彼女のお父さんのほうにパッとつきまして、保健婦さんがその女性と話をするというように、みごとに分業体制ができていきました。ですから、家族関係の状況は、こうした機転のきく訪問で感じ取ってください。

自分との関係は〝目〟でわかる

最後に、自分自身との関係ですが、これは何でわかるでしょうか。抽象的なようですが、目でわかります。これを失っている人は、目の輝きがありません。これは直観でわかると思います。あるいは言葉ですね。「わしゃもうダメだ」とか、「もう死んだほうがいい」とか、「こんな身体になってしまって」なんて、そういうふうに漏らす言葉や目でわかります。見る目さえ持っていれば簡単です。

もと広島の県立病院のＰＴ、安永道生さんの、『生きがい宅配人』（筒井書房）という本があります。この人もすごい人で、行政に入ってくれるＰＴはいないかと岡山県から言われて、給料はかなり少なくなったんですけれども、岡山県庁に入りました。岡山県の公衆衛生課というところに入ったわけですが、上役は「保健婦の指導だけしろ」

とか、「自分が出て行ってはダメだ。向こうから来てくれという話が来るまでは県庁で坐ってろ」と言うわけです。けれど赴任したばかりで、知っている保健婦さんもいないのですから、声がかかるわけもありません。

しかし、待っていてはダメだというので、現場指導と言って外へ出て、保健婦さんといっしょに県下を一軒一軒訪問して歩く、ということをやり始めます。

その本を読みますと、いまお話ししたようなところをちゃんと見ています。外出しているかどうか、家族の中でどういう関係にあるか、本人の目がどんな状態か、というのをちゃんと見ています。

おばあさんが寝ています。寝たきりですが、そこに小さなやっと歩けるぐらいの孫がやって来て、おばあさんの頭をポンとたたいてサッと逃げます。すると、おばあさんは、「まあ、この子はなにをするんだよ」と弱々しく言ったといいます。家族の中で、そのおばあさんがどういう位置なのかということが、それだけでわかるという話が本には書いてあります。涙ながらにしか読めない話もけっこうあります。そういう訪問で、老人の自分自身との関係のようすを見ていこうということです。

みなさんもこれまで、もちろん見ていると思いますし、感じ取っていると思います。

それをちょっと意識的に、関係の評価という視点で見ていただきたいのです。その上で、どれくらい関係がダメになっているかということを評価していきます。そして、どこからアプローチすればいいか、関係づくりをどうやっていくのか、本人の失われた関係性をどうやってもう一回つくり直していくのか、検討していくということです。

難しい家族関係からのアプローチ

まず、社会的関係というところから見ていきましょう。それまで保たれてきた社会的関係を回復させようというのは、これは並大抵のことではありません。職場復帰なんていうのは、とても難しいことです。地域も、そういう人を受け入れる余裕はいまなくなっていますから、たいへん難しいということがわかります。

ものすごく優秀なソーシャルワーカーがいたり、社会資源がいっぱいあったとしても、たいへん困難な仕事だということになります。

それでは、家族的関係から入っていくにはどうすればいいでしょうか。よく、「家族関係の調整」というような言い方をします。嫁さんとの関係がどうなっているか、それをなんとか調整してうまくやっていこう、家族をちゃんと支えて楽にしてあげれば、なんとか看てくれるんじゃないかという論はたいへん多いですが、私はこんな難しいところから入っていったのではうまくいかないと思います。いちばん難しいことです。何十年間かの家族の歴史があって、家族関係がこじれているわけでしょう。そうした関係の中で障害を負ったわけです。そこへ私たちが入っていって調整しようとしたって、それはちょっと無理な話です。

だいたいもめているのは、夫婦間というよりは、お嫁さんと姑さんの間です。嫁と姑がうまくいかない理由については、竹内久美子〔＊21〕という動物学者がおもしろい本を出しています。『そんなバカな！』(文春文庫)という本や、『男と女の進化論』(新潮文庫)とか、ものすごくおもしろいのは『小さな悪魔の背中の窪み』(新潮文庫)という本です。これはおもしろかったです。血液型による性格分析は科学的根拠があるという話ですが、これには大変勇気づけられました。すごい説得力です。

この人に言わせると、嫁と姑の仲が悪いのは遺伝子のせいなんだそうです。利己的遺伝子と言うんですが、その遺伝子のせいなので、しょうがないんだそうです。だから、これまでどんな偉大な思想家にも哲学者にも解決できなかったわけですから、そんな問題を私たちが解決しようと思うのがだいたい間違っていると思うんです。私に実力がないからということもあるのかもしれませんが、でもわざわざそんな難しいところから入ることはない、という気がします。

では、自分自身との関係から入るというのはどうでしょうか。これも大変です。障害を持った老人をつかまえて、「障害を持ったからといって人間の価値が下がるものではありません。プライドをなくしちゃいけません。手足の障害があるからといって、自分がダメになったという気持ちになっているのは、あなたの障害者を差別する意識の裏返しでしょう」とかなんとか、お説教をすればいいのでしょうか。

もちろんものすごく偉いお坊さんとか、神父さんみたいな人が心暖まる話をすれば、それは効果があるかもしれません。でも、私たちのような凡人がそういうふうにお説教をしたところで、「こんな身体でも、もう一回生きていこう！」なんていうふうにはならないです。「それはあなたはいいよ、若くて元気だから」と言われるのが落ちでしょう。

＊21　**竹内久美子**　動物行動学者。『小さな悪魔の背中の窪み』という本の中で、私が血液型よりももっと興味を引かれたのは、この本の後半でふれられている「棲み分け論」を説明する新しい倫理についてである。「棲み分け論」とは進化論に対して、日本の動物学者、今西錦司氏が提唱した論のことである。ダーウィン主義と新ダーウィン主義による進化の原因は、突然変異と自然淘汰であるとされてい

る。これは現在、教科書にも載っている常識だと言ってよい。ところが今西は、生物の進化は、突然変異と自然淘汰のくり返しという個体の変化によって起こるのではなく、種全体が突然変化するはずだ、と主張した。これまでの常識からすると、誕生以後に獲得された性質は遺伝しないはずだし、ある種全体にその変化が起こることはありえないはずである。なにしろ、遺伝子の変化が個体から個体へと水平移動せねばならないのだから。そこで今西論は、一種の神秘主義のように見られたり、本人も晩年はそういう傾向になっていくのだが、実は今、その種全体が同時に変化するという事態がまさに起こっているというのだ。キイロショウジョウバエがそうだというのだ。果たして、遺伝子の水平移動を起こしているものは何か？　じつはそれも関係論なのだ。竹内氏の著書は他に『もっとウソを！』（文藝春秋）『浮気人類進化論』（晶文社）など。

新たな社会的関係をつくり出す

それでは、どうするか。もう一回、社会的関係に戻るよりほかないんです。けれども、これまでの社会的関係に戻そうというのではありません。戻れるにこしたことはないんですが、戻れる人は病院でリハビリを受けて、ソーシャルワーカーの指導を受けて、すでに戻っていますから、私たちの介護の対象ではありません。そうならなかった人に私たちは関わっているわけです。

そういう人たちに、もう一度、健常者を中心とした社会に帰って行けと言っても無理があるんですから、新たな人間関係をつくり出すんです。新たな人間関係をつくるといっても、難しいことではありません。ちゃんとした仕事をしている人なら、そういうことはきちんとやってきました。たとえば機能訓練教室というのがあって、市町村の保健婦さんたちががんばってきましたが、私たちは「障害老人クラブ」という位置づけをしてきました。

ふつうの老人クラブに、障害者は入れません。入れてくれるところはありますが、たとえばいっしょに温泉旅行に行っても、「自分がバスに乗るまでみんな待っていてくれる。とてもやり切れない」と言って、行かなくなります。ですから、障害老人だけで集まろうという、そういうグループにしていこうと考えてきました。

もちろん、デイサービスセンターやデイケアというところは、「家族にとって厄介な老人をお預かりしましょう。その間、家族は楽にしてください」という意味ももちろんあります。あるんだけれども、それは老人介護ではなくて、家族福祉です。老人福祉、老人介護を私たちはやっているわけですから、こういう場を通して新たな社会的関係をつくり出していこう、ということがメインにならなくてはいけません。そういう位置づけをしてください。

名前は多岐にわたりますけれども、機能訓練教室、デイサービス、デイケア、宅老所、なんでもけっこうです。そういう場所をまずつくる。どこにもそういう場所がなければ、「障害老人が三人いたら、三人のうちでいちばん広い家に集まれ」と私は言います。言語療法士の遠藤尚志さん〔＊22〕も、「どうしても出てこない失語症者がいたら、その人の家に集まろう」と言っています。まずグループをつくろうよ、と言うのです。これも関係的なアプローチです。一人で家に閉じこもっていくら訓練しても、失語症は治りません。まず人間関係をつくりましょう。どうしてかというと、人間関係があって、何かしゃべりたいという気持ちがあって初めて、言葉というのは出てくるからです。そういう場をつくろうよ、というふうに遠藤さんはおっしゃっています。

＊22　**遠藤尚志**　失語症の訓練に関係論的方法論をつくり出した言語治療士。「失語症ライブ」と名づけて全国で実技教育を開いた。しゃべりたいことがあるから言葉が出るのだ、と人間関係の大切さを説く。失語症友の会とともに、海外旅行へ行ったりキャンプへ行ったりといった活動を展開した。著書に『ことばの海へ』（筒井書房）

家族関係が変化してくる

この「社会的関係」からアプローチしていきましょう。「自分自身との関係」にも「家族的関係」にも問題はあるのですが、しばらくは見て見ないふりでいこうということです。まず社会的関係をつくる。

行くところができて、人間関係ができますと、家族の中での関係が変わってきます。まず家族が、老人が週に一回でも二回でもいなくなるということで、身体的、心理的な負担が少し軽くなるということが出てきます。それだけではありません。だいたい認知症老人を抱えている家族なんていうのは、夜寝させてくれないというのが一番つらいわけです。夜寝てさえくれれば家で看れるんだけど、という理由で病院に入れてしまうケースがたくさんあります。

週一回でもいいですから、デイサービス、機能訓練教室に行って身体を動かし、人間関係の中で刺激を受けると、その日の夜はぐっすり眠ります。夜と昼が逆転し始めると、また次の週に一回行きますから、また元に戻ります。そういう形で、週一回でもそういう場所へ出かけてくれると家で支えられる、というケースはいっぱいあります。もちろん週二回ならもっと支えられる。毎日ならさらに支えられるという形になります。

家族だけしかいない、家族との関係しかないというのは、話すことも何もなくなります。関係はどんどん煮詰まっていきます。外に出ていきますと、今日はこういう人に会った、今日はどこどこに行った、あの人がこんなおもしろいことを言った、そういう会話もどんどん出てきます。そして煮詰まっていた家族関係が、実はここでちょっと余裕が出てくるんです。家族関係を良くしようとか、嫁姑の問題を解決しようとか、そんな大それたことを私たちは考えていません。

安永さんの本にこういう話が出てきます。講演に行くのに、地方のローカル電車に乗っていた。そうすると、暗い顔をしたばあさんが電車の中に入ってきて、近くの席に坐った。ばあさんはブツブツと嫁の悪口を言っている。彼は商売柄、話を聞いてやろうかなと思って、聞き耳を立てていたそうです。そこへ電車の中に、田舎ですから鳥が入ってきたのです。それで、出られなくなった。これを出してやろうというので、彼は帽子を持って追いかけた。するとおばあさんたちが、「がんばれ、がんばれ」と言って、失敗するとみんなで大笑いになります。やっとつかまえて放してやると、「よかったね」と言って、そのおばあさんはニコニコしながら電車を降りていった、という話なんです。

最後に、「ここで私は、機能訓練教室の役割について考えた」と書いてあるんですね。機能訓練教室で風船バレーなんかをやったりしても、嫁姑の関係はぜんぜん良くなりません。ぜんぜん関係ないんです。

ふつうでも、嫁と姑がうまくいっているというケースはそんなにないと思います。でもふつうは、なんとか我慢できています。それは、四六時中いっしょにいないからです。四六時中いっしょにいたら、絶対うまくいかないんです。お互いに別々な世界を持っていて、ときどき顔を合わせる、外に出ていけるから我慢できるんです。

だからまず、我慢できる状態にしましょう。そのためには、安永さんが鳥をつかまえたときのように、みんなでキャーキャー言って、現実をちょっと忘れる。そういう時間があればいいんです。

機能訓練教室やデイサービスに来たときは、家の中のことを忘れられるくらいにキャーキャー、ワアワアやりましょう、お祭りにしてしまいましょう。そして、「ああよかった」と感じて帰っていただければいいじゃないか。そういう位置づけですね。

そうすると、本当に家族関係が変わってきます。そして、ここが日本人のありがたいところです。自分自身との関係はXとYで変わるからです。Z＝f（x,y）というのを思い出してください。社会的関係ができあがり、家族関係に少し余裕が出てくると、日本人は単純ですから、自信を取り戻します。周りから認められて、家族からちょっと優しい言葉をかけられただけで、もう一回、自信を取り戻していくということになるわけですね。こういう方法を私たちはとってきました。

第5章 デイサービスの原則

関係障害を治癒する場としてのデイケア、デイサービス

竹内先生の三原則

関係障害という立場から見ていきますと、自治体のやっている機能訓練教室とか、今、ものすごい勢いで全国にできているデイサービス、それから医療のほうではデイケアという言い方をしますが、そういうものの目的というか、運営の仕方みたいなものをちょっと捉え直す必要があります。

これまでは、「老人が大変だから、その間、家族が楽にできるように預かってあげよう」というくらいの位置づけしかされてこなかったわけですが、障害老人が失われた社会的関係を取り戻すことをとおして、地域そのものが変わっていくような、そういうきっかけになるためのものですから、新しい原則が必要になってきます。デイケアやデイサービスを、略してデイと言いましょう。そして保健婦さんたちがやっている機能訓練教室も含めた、運営の原則を少し挙げておきたいと思います。

まず、竹内孝仁先生の三原則というのがあります。竹内先生自身が三原則と言っているわけではないのですが、『老人のケア』（中央法規出版）という本の最後に三つの原

竹内３原則

1．対象者を選ぶな
2．期限を切るな
3．集団の良さを生かせ

則が書かれておりまして、私たちはこれを「竹内三原則」〔上図〕というふうに呼んできました。

　第一の原則は、「対象者を選ぶな」ということです。第二の原則は、「期限を切るな」です。当時、機能訓練教室を始めるときに、「おおむね六か月を一期間として、その後入れ換える」というような通達がきたんです。そのとおりやっているところが多かったのですが、竹内先生はそれに対して、「期限を切るな」ということをはっきりおっしゃっています。そして第三の原則は、「集団の良さを生かせ」ということです。

　私たちはこの原則に基づいて、いろいろな実践をやってきました。まず「対象者を選ぶな」とはどういうことかと言いますと、いま見てきたように、お年寄りをめぐる問題というのは目に見えない関係障害ですから、目に見える身体の障害だけで、障害のある人だけ来なさいとか、障害のない人は来てはいけないとか、あるいは障害の重たい人はダメだとか、逆に軽い人はダメだとかいうふうに、こっちが一方的に分けることはするな、ということです。

関係障害をいちばん実感しているのは本人ですから、本人が来たということは、何か意味があるわけです。目に見える障害という、人間のほんの一部分だけを見て、こちらが勝手に対象者を限定するな、来る人は大歓迎、来る人拒まずという方針でいけというわけです。問題は目に見えるものだけとは限らないわけです。

次の「期限を切るな」というのも当然です。私たちは、関係障害を治癒するという仕事をしているわけです。やってきて六か月でやっと友だちができて、顔見知りになったという頃に、「はい終わりました、帰ってください」と言うのでは、せっかくつくった人間関係をまたご破算にするだけです。これではなんのためにやっているのかさっぱりわかりませんから、ずっと続けろ、とおっしゃっています。

法律は融通が効くようにつくられている

こういうことを言うと、非常に頭の固い役人などは、「厚生省（現・厚生労働省）の機能訓練教室に関する通達では、対象者に関しては、『身体に障害を持っている者』と書いてあるじゃないか」ということになるんですが、実はちゃんと見てください。「高齢によって心身の機能の低下した者」という項目がちゃんとあるんです。高齢者はすべてこれに当てはまりますから、切る理由はまったくありません。

六か月で切れと言いますが、それもちゃんと書いてあります。「六か月を一期間として、そのあと継続するかどうか判定しろ」と書いてありますから、継続と判定すればいいだけの話ですね。実はこの機能訓練教室をやろうというときに、老人保健法を中心になってつくった方を私はよく存じているんです。彼と飲んで話をしたことがあるんですが、「国の段階でつくる法律は、現場でやりやすいように、現場のニーズに応じて好きなようにできるようにつくっている」と言うんです。ですから、〝原則として〟とか〝おおむね〟とか〝等〟というのを、全部付けていると言うんです。

ところが、県に下りていくと〝原則として〟と〝おおむね〟がはずれる。市町村にいくと〝等〟がはずれて、「脳卒中の後遺症を持っている人しか対象にしません」とか、「六十五歳以上の人でないとダメです」というふうに、どんどん対象を狭めていくんだそうです。仕事をしたくないんでしょうね。どんどん狭めていっているというふうに厚生省の人も言っていますので、何か問題があって上の人が「この人は対象外だ」なんて言ったら、厚生省に直接問い合わせをしてくれと言っています。厚生省は「ニーズがあればやれ」と言ってるんです。

さて「対象者を選ばない」「期限を切らない」とすると、「人数が増えて困るじゃないか、職員の数も少ないのに」ということになります。そこで出てくるのが「集団の良さを生かせ」ということです。

機能訓練教室なんかで、身体にだけとらわれた形で、ＰＴを連れてきて病院でやっているような一対一の訓練をやっていたら、それは何十人も来たらできなくなってしまうでしょう。けれど、そうじゃありません。実は、人数がいくら増えてもやれるという実証がいくらでも出てきました。私たちは「個別の訓練よりは体操をしましょう」とか、「体操よりはもっと身体の動くレクリエーション、遊びリテーションをやりましょう」というふうに、具体的な方法論もちゃんと提起しています。

先ほどご紹介した沼隈町の森下浩子さんが、県の保健所から町長に引っ張られて町に入って、機能訓練教室を始めました。当時はまだ、保健婦は老人のことをよく知らないんですね。障害のこともわからない。そこでまず、一〇人を対象にして機能訓練教室を始めました。そして、六か月たって、次の一〇人と代わらなきゃということで、その人たちに、「やめてもらいたい」というお話をしましたら、家族から届け物がドッときたそうです。「頼むから続けてくれ」と家族に懇願されたのです。別に何をしているわけでもないけれども、こうやって週に何回か来ていることが家族にとっては大変助かっているんだということに気がついて、届け物はていねいに全部お返しをして、思い切って二〇人でやることにしました。

二〇人でやると、大変なことは大変なんですが、ある意味ですごく楽になった、というふうに言っています。デイサービスは、七、八人というのが一番きついのです。でも公的デイサービスというのは、それぐらいでやっているところが多いでしょう。税職員が一〇人もいるのに、老人が七人くらいしかいないというところがあります。税金の無駄遣いもいいところですよ。七人だと、年齢はバラバラ、病気もバラバラ、障害の程度はバラバラ、出身地もバラバラです。職員がマンツーマンでつかないと、共通の話題なんかないんです。当然、レクリエーションをやったって盛り上がりません。地域がいっしょ、年代がいっしょ、病院でいっしょだったとか、あるいは同じパーキンソン病、同じ左マヒ、同じ失語症、同じ認知症という具合に、それぞれがちゃんと固まるんです。だから、放っておいてもちゃんとできる体制になっていますし、レクリエーションは何をやっても盛り上がります。だから、デイサービスというのは二〇人近くいないとちっともおもしろくない、という気がします。

広島の誠和園という特別養護老人ホームがある町は、熊野町という町です。ここの機能訓練教室というのはすごいです。毎回一〇〇人いるんです。一〇〇人で何をやっているかというと、全員で風船バレーをやっています。大きな講堂なんですけれども、そこの真ん中にネットをワーッと張りまして、風船一個では足りませんから三つぐらいが行き交っています。風船はすぐ割れるから、いま使っているのはコンドームで「一度触れると幸せになる」とかなんとか言ってやっているそうです。

一〇〇人いると個別性が見えないだろうとよく言われますが、ぜんぜんそんなこと

三好３原則

１．訪問と並行して
２．重度の人を中心に
３．不利な条件を逆手にとれ

はないと思います。一〇〇人も集まって毎回お祭りだから、元気のない人はすぐわかるそうです。だから、大勢のほうがむしろ個別性というのはちゃんと見えてくる、という言い方をしています。つまり、人数はいくら増えてもいいんです。

いろいろなことがわかってきました。これが竹内先生の三原則と言われるものです。

訪問なきデイは軽い人ばかり

それに付け加えて、私自身も三原則というのを考えてやってきました（上図）。これは「三好三原則」というふうに覚えてください。こうやって竹内先生の三原則を守ろうと思うと、いろいろな問題が出てくるわけです。それをどうするかということです。

まず一つ目の原則は、デイサービス、機能訓練教室をやるときには、必ず在宅訪問、訪問活動と並行して行なってください、ということです。できれば、訪問活動が先にあるという形をとりたいと思います。

訪問活動をまったくやらないままデイサービスを始めた、なんていうところは、軽い人しか来ません。町の広報か何かを見て「行ってみよう」なんて思うような人は、もともと放っておいてもいいような人なんです。「家から何年も出ていない」というような人が来て初めて意味があるわけですから、そういう人に来ていただくためには、まず訪問をしなくてはいけません。

訪問のないデイサービスや機能訓練教室は、軽症者ばかりの集まりになってしまいます。重度の人を連れてくるという意味で、まず、訪問をしなければいけないわけですけれども、それだけではなくて、訪問して家の中の状態を見ないと、その人のニーズはわかりません。つまり、家族関係、あるいは地域との関係というものを肌身で知るという機会を持たずに、訓練教室やデイサービスにやってきた老人の身体だけを見ていたのでは、その人の問題点もニーズも実は見えてこないんです。

家に行って初めてわかったこと

広島県の人口七千人の町で、機能訓練教室をやっていました。小さな町ですから、呼びかけても来る人数は知れています。七、八人だったでしょうか。対象なんか限定していたらとても事業は成り立ちませんから、誰が来てもいいよ、という方式でやりました。

のんきなんです。私は月に一回行って、保健婦さん、ヘルパーさんといっしょに午前中みんなで体操をやって、それから婦人会がつくってくれたお昼ご飯を食べて、そのあと昼寝の時間というのがあるので職員もいっしょに昼寝するんです。寝ていると、「そろそろ時間ですよ」と老人が起こしてくれるんです。起きてから、最後にレクリエーションをやって、それからヘルパーさんたちが送っていくという形になります。

私はもう少し時間がありますから、一軒ずつ訪問しにお伺いする、ということをします。どこにも障害のないおじいさんが、毎回来ていました。七〇いくつで、腰が痛いとは言うんですけれども元気です。ある日、姿が見えないので、「今日はどうしたの？　休んでいるね」と聞くと「アルバイトに行っている」と言うんです。働いているような人が来るんですね。工事現場でダンプカーを行き来させるために、道が細いものですから、工事の関係者としては、旗を持って交通整理する人を誰か立たせておかなければいけません。田舎ですから若い人はいないでしょう。そこで、彼にお鉢が回ってきて、旗を持って振るんですが、来るなと言っているのか来いと言っているのかよくわからない。そのせいで、ダンプカーがいつも鉢合わせしているという、それぐらい元気なおじいさんなんです。

　私は、誰が来てもいいよと言っていたんですけれども、この人はなんで来るんだろう、と内心では思っていたわけです。ある日、四〇歳代で倒れた女性を機能訓練教室に誘おうという目的で、訪問に行きました。「あともうひと押しだから、先生が『来てください』と言えば来てくれると思うから」ということで訪問に行って、来週来るという約束をしてくれたその帰り道のことです。「すぐ近くなんですけれども、あのおじいさんの家に寄っていきますか」と保健婦さんが言うんです。「ああ、いいですよ」と答えました。すぐ近くといっても田舎のことですから、山を二つも越えて行くんですね。

島根県に入ろうかというくらいの山奥に、農家が一軒ありまして、そこに車をつけますと、家族が庭先にいらして、何しに来たのかという目でこちらをうかがっています。そこで、「おじいさんに会いにきました」と告げたのですが、その家族の対応だけで、このおじいさんが家でどんな人間関係の中にいるかというのがよくわかりました。悪いところに来たなと思ったんですけれども、帰るわけにはいきませんから、部屋に案内してもらいました。暗い部屋で、おじいさんは役場に来ているときの表情とはぜんぜん違う表情で坐っています。私はそのときに、「ああ、この人はここにいるくらいなら役場に来たほうがいい」と、本当に思いました。そのときからです。心から「いらっしゃい」と言えるようになったのは。

送迎は一日二回の訪問活動

ですから、ぜひ家に行ってみてください。その人を見る目が変わりますから、ぜひ訪問活動と並行してやってください。保健婦さんは訪問をすると思うんですけれども、デイサービスの職員さんというのは、来るのを待っているだけで、家に行っていないというケースが多いと思いますので、ぜひ訪問していただきたいと思います。

送迎というのはいちばん良いチャンスです。送迎はプロの運転手に任せて行ってもらうなんて、あんなもったいないことをしちゃいけませんね。朝、必ずケアする人が行くんです。玄関先まで行くでしょう。そうすると、家族と顔を合わせますから、一週間の間に何があったか、情報をいろいろもらってくるんです。家族が介護疲れしていないかどうかも、表情でわかります。いつもお花を活けている玄関に花がなくなっていれば、ちょっと疲れているかな、ということもわかるわけですね。

一日が終わって、今度はその日の情報を夕方また家族にお伝えします。そう考えると、一日に二回訪問できる、すごいチャンスだということになります。プロに任せるとか、業者に委託するなんてもったいないことは絶対にしてはいけません。訪問活動と並行してやりましょう。

魚と海は切り離せない

私は、家にいるお年寄りというのは、海の中の魚だという気がするんです。お年寄りを魚にたとえて申し訳ないんですけれども、海の中を泳いでいる魚ですね。海と魚って切り離せないんです。海の中を泳いでいますから、細かく観察することはできませんけれども、海の中に入ってみる、つまり地域に行くとか、在宅訪問をすると、いろいろな情報がわかります。

たとえば、海流はゆるやかか激しいか、水温は暖かいか冷たいか、プランクトンはどれぐらいあるか（これは食事です）。海草はどうなっているか（つまり財産がどれくらいあるか）。他の魚といっしょにいるのか一人だけで泳いでいるのか（これは地域の他の老人との接触はあるかどうかということです）。家族は暖かいのかどうか。こういうことは雰囲気ですべて感じ取ることができます。

それに比べて、このたとえでいくと施設の老人というのはなんでしょう。私も老人ホームの出身ですけれども、地域に出てみると、同じような障害を持った人でも、家で生活している人と施設に入っている人とではぜんぜん違います。これは「生け簀《す》の中の魚」です。生け簀は必要ですね。あんまり冷たい海で、プランクトンもいない、海草もないなんていうところにいる魚は、海では生きていけませんから、生け簀に移します。

生け簀は、海流に相当するものはほとんどありません。水温も一定です。プランクトンもけっこういいですね。特養の食事なんてのは、ご馳走を食べさせていますね。それに、別に財産がなくても大丈夫でしょう。他の魚もちょっと多いです。一部屋に四人もいたりしますが、逆にいうと寂しくないということですから、そういう老人は生け簀に移すということをしなければいけません。

生け簀をもっと海に近づける、あるいは海にときどき出ていこうという形で、施設のケアの見直しも行われています。

では病院の老人、これはどうたとえればいいでしょうか。在宅は海の中の魚、施設の老人は生け簀の魚だとすると、病院の老人は「まな板の上の魚」です。

本当にそう思うんです。まな板に乗せなきゃいけないときというのはあるわけです。細かく観察して、診察しなきゃいけないときです。ここの尾ひれのところの鱗《うろこ》がはげているとか、そういうのを見つけようと思ったら、泳いでいてはわかりませんから、まな板の上に乗せて見なければいけない。それが必要なときはあります。でも、まな板の上に乗せられたら、つまり生活から遠ざけられたり、関係から遠ざけられたら、魚は苦しいから暴れます。暴れると手足を縛るという形をとりますから、あっと言う間に魚は腐ってしまいます。

まな板の上に乗せなければいけないときはありますが、それが終わったらすぐに海に返してほしい。海が無理なら生け簀に返してほしい。生け簀も無理なら、病院の中に海のような要素、つまり生活的要素を取り入れて、小さな生け簀でもいいから用意してもらわないと、老人はダメになります。

それだけならまだいいのですが、学会で発表されている老人というのは、もっとひどいですね。スーパーのパック入りの切り身魚です。ですから、私たちは魚を見るときには、ぜひ海と切り離さないで、海の中で泳いでいる魚という見方をしたいと思います。これは見る目が変わります。

「無愛想」が威厳に

やはり沼隅町で仕事をしていたときのことですが、いつも上品な奥さんを引き連れてやってくるお父さんがいました。この人は、失語症もありますからあまり言葉は出ないんです。人を顎で使うというのはこのことでしょう。老人たちは体操しているんですが、「装具を脱いでください」なんて言うと、奥さんの方を向いて顎をグイッとするんです。すると、奥さんがサササッと来て靴を脱がします。また「装具を付けてください」と言うと、また顎をグイッとやる。笑ったこともないですね。すごく、いかつい顔をしています。感じの悪い人だな、と内心思っていました。

ある日、この人の家にお風呂の改修のために来てくれと言われて、お訪ねしました。そうしたら、訓練教室に来ているときと同じように、上下のジャージを着ていました。眼鏡をかけているんですが、家の応接室のソファーに坐って、左手で文庫本を読んでいるんです。私は、まったく見方が変わりました。

訓練教室では感じの悪いお父さんとしか思わなかったんですけれども、家での同じ表情を見て、「ああ、一家の主《あるじ》だな」という感じがしました。威厳のある顔に見えました。つまり私は、無意識に、やっぱり訓練の対象者としてしか見ていなかったわけです。家の中でその同じ人を見ると、本当に見方が変わってきました。

その人が、一か月ぐらい訓練教室に顔を見せないということがありまして、心配してお訪ねしました。すると奥さんが、私たちにそっと「実はずっと落ち込んでいるんです」と言います。どうしたんですか、と聞くと、「なんでわしがこんな病気にあわなければいけないんだろう」と言って、悩んでいる、落ち込んでいると言うんです。

なるほどなあと思いました。なんでその人が脳卒中になるのかというのは、これはわかりません。いくら健康に気をつけた人でもなります。血圧が高くなかった人でも、倒れるときには倒れます。よく保健婦さんが倒れているくらいですから、いくら気をつけてもなるんです。ですから、偶然だとしか実は言いようがないんですけれども、そんなことを言っても、慰めにもなりません。これはおそらく、哲学か宗教の領域に入っていくより他にないんでしょう。

そのくらい、私たちが答えるわけにはいかない問いなんだと思います。それでも、少なくとも「あなたが顔を見せないと、みんなが寂しがっていますよ」ということを伝えることはできますから、それを伝えて、帰ってきました。次の週からまた来てくれるようになりましたが、そういう難しい人生の問いを抱えながら、不自由な手足を持って生きているんだと、あらためて見直していくことになっていきました。ですから、家の中に入ってください。そこは情報の宝庫です。

重症者から、重症者中心に

人数が増えると、いろいろな症状の人がいることがわかります。身体障害も、重たい人もいれば軽い人もいる。そこで、プログラムや運営をどういうふうにしたらいいのだろうか、という問題が出てきます。

軽い人を中心にすると、重たい人がついてこれない。重たい人を中心にすると、軽い人は物足りないといって来なくなるかもしれない。やっぱりちゃんとレベルを分けて、重症者だけとか、軽症者だけとかやらないと、こっちがやりにくくてしょうがない。そういう質問をよく受けます。

原則の二番目です。これは決まっているんです。重度の障害の人を中心に運営してください。よく、「デイサービスを始めるのだけれども、経験者もいないし、専門家もいないから、まず軽症の人を集めて、慣れてから重症者を迎え入れるようにしたい」という意見を聞くことがありますが、これはダメです。こういう形で出発したところは、職員はぜんぜん成長しませんし、結局は重たい人が入ってきません。

逆なんですね。重症の人から始めてください。経験がなくて専門家がいないからこそ、重症の人から始めてください。人数が少なくてもかまいません。どうしてかというと、重症の人のほうが簡単だからです。

軽い障害の人のニーズは高いんです。もう一回職場復帰したいとか、この手のしびれをどうにかしてくれとか言うんです。そんな難しいことはできません。ところが、重症者のニーズは、低いのではなくて、基本的ニーズなんです。一人前に扱ってほしい、ふつうに関わってほしい、ふつうの生活がしたい、ということなんです。だから私たちは、別に特殊技能や経験を持っていなくても、ふつうに関わってあげるだけで、みるみる元気になります。表情が出てきます。それがものすごい自信になりますので、経験のない人ほど、新しいところほど、重症者から始めてください。重症者三人からでかまいません。重たい人から始めてください。

そして、重たい人を中心にして、軽い人がその回りを囲んで、もっと軽い人はボランティアで来るくらいのつもりになって、その外に職員がいるという、そういう構造をつくっていくわけです。

なぜかというと、軽い人を中心にやりますと、重たい人は、自分たちはここに来てはいけないんだと思って来なくなります。重たい人が来なくなると、もう二度と家から出てきません。重度の、家でずっと寝ていて天井を見ていた人が、デイサービスに出てくるなんていうのは、革命が起きるようなものだと思ってください。

ずっと寝ていれば、少なくとも人前で恥をかいたりすることはないんです。それを、もう一回だけ人前に出て行こうと思うのは、そこにもう一回共感的な世界があるはずだという期待で来ているわけです。そこで邪魔者扱いされたら、もう二度と出て来ることはありません。これは関係障害を深めるだけです。

軽い人は、来なくなってもよそに行くところがあるでしょう。しかも、「私も将来、歳をとって重度になったら、あそこでちゃんと受け入れてくれる」という、すごい安心感を得られているということです。

逆になるとどうですか。重たくなったらここにいられない、という気持ちになるわけでしょう。だから、あくまで重度の人を中心にプログラムを組む。軽い人はそれを手伝うというやり方でいいです。

ただし、重度の人も軽度の人も職員も、それぞれ全力を出さないとできないようなプログラム、身体障害の程度がほとんど関係ないというような「遊びリテーション」

のプログラムがあれば、一番いいんです。私たちはそれを一生懸命つくってきました。たとえば「ベンチサッカー」なんていうゲームがあります。職員も障害のある老人も、本当に必死にならないと勝てないというくらいすごいゲームです。遊びには〝競争〟という要素と、〝運〟という要素があるんですが、競争の要素を少なくして、運という要素を広げていくというやり方をしていけば、重症者中心の運営は十分可能だと思います。

初めて来た人をその日の中心に

その日のプログラムを、その日初めて来た人を中心にして組み立ててください。全体的に重症者中心ですけれども、さらにその日に初めて来た人を中心にする。老人はものすごい思いでやっと出て来たんです。不自由な手足を持ってやって来たわけです。その人が、「ああ来なければよかった」と思って帰ったのでは、この日は大失敗ということになります。「ああ来てよかった、また来よう」と言って帰ってくればその日は大成功です。一人に焦点を合わせてください。

よくデイサービスを毎日やっている方は、同じことの繰り返しで、マンネリでおもしろくないなんて言いますが、それはこっち側がマンネリになっているだけでして、初めて出てきた利用者の側から見れば、きょうは革命記念日です。

初めて来るときには必ず、「歓迎○○様」という看板を表に出してください。旅館だってやっているんですから、それぐらいのことはやりましょう。不安の塊でやってきますから、必ず訪問に行った職員が玄関に迎えに出ます。あるいは顔馴染みのお年寄りがいれば、その人といっしょに、よく来ましたねと言って迎えます。

そして、その日のプログラムは、少なくともその人が恥をかかないプログラムでなくてはいけません。できればその人が得意なもの、優勝するようなプログラムを考えてあげてください。このへんは身体の障害についてちょっと勉強していないと難しいですよ。たとえばパーキンソンで寝たきりの人は、関節を伸ばすのは苦手ですから、輪投げなんかやらせると恥をかきますからね。そのへんは配慮が難しい、ということがあります。その人の身体機能や精神機能に応じて、どんなプログラムにしてあげればいいか、少なくとも恥をかかせないために、頭を使ってください。

レクリエーションの個別化

保健婦さんのＯＢですけれども、高知県の保健婦さんで、筧基《かけい》さんという人と、病院の婦長をやっていた森田美和子さんという人をご紹介したいと思います。この二人は、私の講座が十年前に始まったときに、高知から一晩かけてフェリーで大阪までやって来て、一日授業を受けて、またフェリーで一晩かけて帰っていました。

当時私の講座は毎月一回ずつ、二年間続けてやっていたものですから、二人には二年間通っていただいたことになります。二人は特養ホームにボランティアで入って、レクリエーションの指導を始めるわけですが、そこでレクリエーションの個別化というのをやったそうです。一人の老人を生き返らせるために、一つゲームをつくってしまうんです。

失語症のおじいさんで、自分の思うことが言えないものですから、みんなから馬鹿にされて、悔しがって廊下に上向きで寝て、手足をバタバタさせて泣きわめいていたという人でした。そこを別の老人が通りかかって、「このバカ」なんて蹴って歩いていた、というような悲惨な人なんですよ。

ところが、失語症の人というのは、言葉が出ないだけで、記憶力、判断力はちゃんとあるわけです。それがわかったものですから、彼女たち二人は、この人がプライドを取り戻す方法はないだろうか、と考えます。そして、色当てゲームというのをつくりました。まず、いろいろな色の紙をぶら下げます。「この色は何?」と聞くのでは答えられませんが、「紫色を取って」と言えば取れるはずです。

それで、「きょうは色当てゲームをやろう」ということで、「紫取って」とか、「黄緑を取って」とやります。最近の老人はどうか知りませんが、明治生まれの老人というのは、色の区別があまりつかないのです。赤というと、紫から朱色から橙色から、みんな赤なんですね。青の範囲もまた広いんです。グレーのあたりからみんな青ですね。青と緑の区別がつかないお年寄りもすごく多くて、あまり細かく色を分けていないんです。なので、色がなかなか正確に取れないんです。

それで、みんなでワイワイやっていて、「次は○○さん」と失語症の人を指名したんです。そしたらみんなが、「そいつはバカだからわからんよ」と露骨に言うんです。ところが、ちゃんと一枚取ったんですね。でも、偶然だよ、とみんなは言います。ところが、全部取れて、結局その人が一番になりました。みんなで「一等賞、〇〇さん」と拍手すると、ポロポロ涙を流したのです。それから周りの老人や職員が全員、その人を見直していくことになりました。いまは何をやっているかというと、風船バレーボールの審判をやっています。

さらに、脳卒中で元気がなくなってきたお父さんがいまして、何をやっていたかと聞くと、木こりをやっていたと言うんです。木こりの得意なことは何だろうと考えました。木こりなら軍手をはめたり脱いだりするのはうまいだろうと考えまして、「はい、きょうは軍手はめゲームをやります」と言いました。片手で軍手をはめて、取るのに何秒かかるかというゲームをやって、その人が一番になるとか、そういうレクリエーションの個別化を二人は実践していきました。

同じようにみなさんも、その日やってきた人〝一人〟にポイントを絞ってください。新しく入ってきた人がいなければ、きょうは最近元気のない誰々さんを笑わそうとか、その日その日の個別の課題がいっぱいあれば、とてもマンネリに陥っている暇はないはずです。レクの種目を新しくしようとは思わないで、遊びリテーションの二、三の種目を繰り返すんです。飽きているのは職員だけで、老人は飽きていません。とくに認知症老人は、毎回初めてなんです。重度の人と初めての人のプログラム、これを中心にしていこうというのが第二の原則です。

不利な条件を逆手にとれ

三つ目の原則です。デイサービスをやろう、機能訓練教室をやろうとしても、不利な条件がいっぱいあります。この不利な条件を逆手にとれというのが、三つ目の原則です。広島県の山奥の過疎地で、「過疎を逆手にとる会」というのがあります。過疎というのはマイナスでばかり語られてきたのです。それを逆にプラスに転化していこうという、村おこし、町おこしの運動があるわけですけれども、それと同じような発想です。

たとえば、「専門家がいない」という言い訳をすることがよくあります。ここで言われている「専門家」というのは何かというと、身体機能の専門家、つまりＰＴ、ＯＴのことです。本当に専門家がいたほうがいいのかということですが、これも広島県のある市の話です。この市は厚生省直結です。厚生省がやれというとすぐやります。

その代わり、それ以上のことは一切やらないというところです。さて、厚生省が機能訓練教室をやれと言うと、すぐ始めました。けれども、何のために何をどうやればいいのかがわかっていなくて、法律の文だけ読んでやるもんですから、おかしなことになります。

まず、その市は立派な建物に、大病院も顔負けの訓練の機械を入れました。中世の拷問部屋みたいな、あれです。そして、ＰＴを週に何日か雇いまして、病院と同じような、マンツーマンの訓練を始めたんです。

するとそこへやって来るのは、訓練大好きな老人です。訓練というと目の色を変えてやるけれども、家に帰ったら疲れて寝ている、というタイプの人が中心になります。これでは、肝心の生活はちっとも変わらないわけです。訓練教室も、笑いひとつないし、みんな自分の訓練の順番を待っているだけで、人間関係もできないんです。

市の保健婦さんたちが、これじゃあダメだと思いはじめます。そしてそこへ入っていきまして、「さあみなさん、訓練も終わりましたから、お茶でも飲みましょう」と声をかけたら、すごく怒られたと言います。「われわれはお茶を飲みに来たのではない」と言うんです。すごい雰囲気ですよね。

忘年会をやろうと言いましたら、これも怒られたそうです。「身体が不自由なのに、それどころではない」と言われたそうですが、忘年会が終わったら、その一番反対していた人が、「新年会はいつやるのか」と聞いたと言います。

どうも、専門家に任せて、機械がずらっと並んでいると、人間関係づくりにとってはかえってよくないですね。もう一度「患者」になっちゃうんです、老人が。

訓練意欲というのが老人にはありますから、訓練意欲に応えるために専門家がいて、リハビリをやるのは大いにけっこうです。ただし、いま必要なのは、訓練意欲ではなくて生活意欲なんです。このマヒした手足をもって生きていこう、という意欲がなければいけないわけですから、訓練意欲を生活意欲のほうにいかに誘導していくのかが問われているわけです。にもかかわらず、専門家が中心になっていきますと、患者さんはいつまでたっても患者さんです。生活者になっていかないんです。

ですから、もし専門家がいたとしても、これをどう位置づけるかが大切です。「PTさん来てください。ありがとうございました」と、病院と同じような訓練をしているような使い方では、まったくダメですね。訓練意欲が生活意欲に移っていくような、そういうプログラム、一人でやるのではなくて、仲間ができていくような、そういう理学療法をやってください。

そういうふうに、地域のニーズに合わせて、ＰＴやＯＴをちゃんと位置づける。保健活動の中に位置づける、福祉活動の中に位置づけるということをやらないと、まったく意味がなくなるだろうと思います。

送迎がないからこそ

場所がない、ということもよく言われます。これはまったくの言い訳ですね。古い民家を借りればいいんです。新しい立派な建物を建てるよりも、そちらのほうがはるかに老人のニーズに合っているということも、はっきりしてきました。広島の五日市町は社協のロビーでやってきました。ふだんは長椅子が置いてあるのを片付けて、絨毯をガムテープで張り付けてやっています。これで十分だということがわかっています。立派な設備はいらないということですね。

送迎がない、というのも不利な条件です。私は送迎はあったほうがいいと思います。なぜなら、重症者を連れて来れるからです。でも逆のことが多いですね。送迎があるために「重症者お断り」というところがあります。大きなバスを借りてしまうんです。バス停で待っていなさい、と言って、バスのステップをトントンと上がって来れるような人ばかり集めているというのでは、意味がありません。

送迎手段のない町では、重度の人を連れてくるのは諦めるということではなくて、送迎がないというのを逆手にとりましょう。送迎がないからこそ、システムで仕事をするんじゃなくて、人間が仕事をするおもしろさというのが始まるわけです。送迎がないから、どう工夫するのかということになります。家族に連れて来ていただく、その家族が他の老人も連れてくる。すぐ「何かあったらどうするんだ」なんて言う人がいますけど、自賠責に入っていれば十分なんですね。あるいは、ボランティアの方にお願いする。そうすると、いろいろな人が障害老人に関わるじゃないですか。

これも田舎の町の話です。バスの路線がありまして、終点が車庫になっていて、運転手の一家がそこに住んでいるという、そういう田舎町です。毎週水曜日には、あそこのおじいさんが役場にある機能訓練教室に行くとわかっているものですから、運転手さんは、おじいさんがゆっくり乗ってくるのを確認してバスを出してくれるんです。ある水曜日に、バス停に止まっていたら、いくら待ってもおじいさんがやって来ない。

それでその運転手さんは、バスを停めたまま家まで行って、「きょうは、おじいさんどうしたの？」と尋ねて来たと言うんです。その日は病院に行くので役場には行かないということを聞くと、ああそうですかと慌てて運転していったそうです。ボランティアでもなんでもないんだけれども、そうやってバスの運転手さんが、送迎がないことによって障害老人と触れて、何か協力してくれるということです。

田舎の個人タクシーの運転手さんなんかは、ほんと親切ですよ。そんなに客もいませんから、車イスのたたみ方からなにから、ちゃんと覚えてくれます。私はむしろ送迎のシステムが初めからきちっとできていて専門の人がやっているというよりは、このほうがやり甲斐があるんじゃないか、という気がしてならないんです。

どうしたら来てくれるか

老人が来てくれない、なんて声もあります。でもふつうは来てくれないですよ。都会はいいんです。区の広報に載っていたから来ましたというような、権利意識旺盛な、インテリの障害者がいっぱいいます。元校長をしていました、労働組合の委員長をやっていました、大学教授をやっていましたなんていう人が、「脳卒中後遺症の人、集まってくれ」と言うと、なんの抵抗もなくワッと来るんです。これで事業が成立するんです。

けれど、そういう人は放っておいてもいい人ばかりです。田舎から引き取られてきて、友だちも誰もいなくて、なんていう人が実はいっぱいいるわけですけれども、こういう人はそう簡単には来てくれません。さあ、どうやったら、本当に来てほしい人が来てくれるのでしょうか。

これはよく相談を受けるのです。北海道新聞の連載を収録した『老人介護Q＆A』(雲母書房)や『ねたきりゼロQ＆A』(雲母書房)に詳しく書いていますけれども、どうやって機能訓練教室に引っぱって来れるかです。つまり、どうやって社会的関係を築くきっかけをつくれるかというのは、地域で働いている人の大問題です。実はいい方法があるんです(左図)。

一に、しつこく誘うです。しつこく、しつこく誘ってください。しつこいというのは、言い換えると「熱意がある」ということです。この人のためになるという確信を持っているということですから、ぜひしつこく誘ってください。ビデオなんか持って

お年寄りをデイに誘うには…

1に　しつこさ
2に　義理人情
3.4がなくて
5に　色気

行って見せるというのは序の口です。断られに行くつもりで誘ってください。行きたくてもどこにも行くところがないというのと、来てくださいと言われているのに自分で断るというのは、ぜんぜん意味が違うんです。後者は、行こうと思えばいつでも行けるんです。ですから、二回や三回断られたくらいで、もう来ないと決めつけないでください。

私も、死ぬまで断られたというケースはいっぱいあります。けれど、それでいいんです。断るという形で主体性を発揮しているわけですから、誰も誘ってくれないというのとは、まったく意味が違うんです。だから、しつこく誘ってください。

二に、義理人情です。日本人は義理人情に弱いんです。あなたのために役に立つから来てください、なんていう厚かましい言い方では来てくれません。

そうではなくて、「私のために来ていただきたい」と頼むのです。「昔と違って、私の受け持ちの担当地区の寝たきりの人が、デイサービスにも来ていないと言われると、市長さんから怒られるんです。私の立場もありますから、ぜひ来ていただきたい」というう、そういう言い方です。

一人の人が来てくれるためなら、私は市役所や町役場の課長あたりが名刺を持っていって、「ぜひ来てください」と頭を下げてもいいと思うんです。なんなら町長が一軒一軒回って、「ぜひ来てください」と言ってほしいです。「そうでないと私が厚生省から怒られますから」というようなことを言うだけの意味が、十分あると思っているんです。

なぜ、ばあさんにもてるんだろう

一にしつこさ、二に義理人情でした。三、四がなくて五に色気です。色気を大いに使ってください。新しく就職した若い保健婦さんが誘ったら、三年家から出なかったおじいさんが出てきた、という話がありました。色気を仕事に使うなんて、看護学校で習っていない。当たり前です。福祉の学校でも習いませんが、関係障害を治癒しようというときに、その最初の第一歩が色気であるというのは、非常に象徴的な話です。だって、人間関係の基本は男と女ですから。ですから私は、最初の一歩が色気というところから入っていくのは、大いにけっこうだと思います。

自分の専門性よりも、女であるとか男であるということのほうがはるかに役に立っているというケース、みんな持っているじゃないですか。私は、ばあさんにもてますからね。ばあさんは本当によく言うことを聞いてくれます。保健婦ではいくら説得しても来ないという人が、私が行ってちょっと優しい言葉をかけて、手足をさすって、「訓練教室に来ませんか」と言うと、「じゃあ行こうか」と、来てくれます。

実は、どうしてこんなにばあさんにもてるのか不思議だったんですよ。考えてみると、いまのばあさんというのは、男から優しい言葉をかけられたという経験がないんじゃないかと思います。男からひどい目にばかりあっていますから、男なら誰でもいいんですね。施設や病院でも男性職員はもてるでしょう。ばあさんの精神衛生を安定させるのは男性職員の仕事です。ばあさんとスキンシップをして機嫌をとって、これで給料分の仕事はだいたい終わりだと思っていいです。あとは、蛍光灯が切れたら替えに来てくれればいいんです。

おじいさんの担当は女性の仕事です。おじいさんはいくつになっても若い女性が大好きですから、大いに色気を使ってください。若くなくても大丈夫です。向こうから見ればみんな若いんです。ありがたい話ですね。これが五番目です。

封建的な意識をどうするか

うちの地区は封建的なところだから、デイサービスに行ったり、入浴サービスを使うなんていうと、家族が反対したり、世間の目が怖いといってなかなか出てこない、ということもよく言われます。

封建的、大いにけっこうです。これも逆手にとりましょう。これもあるやり手の保健婦さんがやっていたことです。住民の意識を変えなくてはというので、「これは国民の権利だから使ってもいいんだよ」なんて、偉い大学の先生を呼んで啓蒙の講演会をやるなんていうことをやっていてはダメです。意識なんていうのは二十五年単位でないと変わりません。世代単位でしか意識というのは変わっていかないですし、それまで待っていたら老人は死にます。

封建意識を逆に利用するんです。ある保健婦さんの地区だけ、入浴サービスの利用者がゼロでした。他の地区はどんどん出ているのに、ダメでした。お嫁さんが苦労しているというのはよくわかっていますから、一軒ずつ回って、ある一人のお嫁さんをまず口説きました。封建主義のいいところは、一人が決まるとズルズルいくところです。その人が行くと決めると、あと二軒の嫁さんが「うちも行きます」ということで、三人いっぺんにこの地区から入浴サービスに行くことになりました。

彼女は、これから社会資源を使ってもらう突破口になる、ひいてはショートステイだって使えるようになるだろう、とすごく喜んだのですが、入浴サービスの前の日に、そのうちの一軒から電話がかかってきました。「風邪をひいたので明日は休ませてください」ということでした。「ああ、そうですか」と答えたのですが、おかしいなと思ったのは、続けてあと二軒が、同じように「風邪をひいたので」と断ってきたことでした。何かあったなと思って詳しく聞いてみると、最初に電話してきた一軒が家族会議を開いて、「風呂ぐらいは嫁が入れろ、国のお世話になるな」と言われたそうです。

一軒がやめると、あとの二軒もやめるんですね。ズルズルとまわりに従うのが封建主義なんです。それで彼女はどうしたかというと、ある作戦を練りました。この人たちは長いものには巻かれてしまうんだなと思ったので、これを逆手にとればいいということになります。

その地区に、代々続いている庄屋さんの家があります。立派な門構えで、松の木がはえています。広島では分限者《ぶげんしゃ》なんて言います。地域の言わば顔役みたいな方の家です。そこに八〇歳のインテリのばあさんがいました。珍しく女学校を出ているというばあさんで、とても元気なんです。なかなか芝居っ気のあるおもしろい人でしたので、彼女のところに相談に行きました。

実は折入ってお願いがあるのですが、これこれこういう状態で誰も入浴サービスを使ってくれません。おばあさんが最初に第一号で使っていただきたい。そして宣伝してもらうと、他の人も使うと思うのですが、とお願いしました。おばあさんは快く承知してくれました。

送迎者が村中をぐるぐる

それからがおもしろいのです。特別養護老人ホームの名前の入った車が迎えに来るわけですが、スッとは行きません。村の中をぐるぐる回るのです。村の人がどこに行くんだろうと思って興味津々で見ていると、その元庄屋の家に入って行きました。そして、そのばあさんを連れ出してきて、帰りもまたぐるぐる回って帰りました。

このばあさんが、帰ってから大宣伝を始めました。「まあ、あんないい風呂は生まれて初めて入った」とか、「養老院のお風呂といったら立派なもんで」とか、しゃべりまくるわけです。それでいっぺんにタブーがとれたわけです。

つまり、あの金持ちの家が使うんならうちが使って何が悪い、あの人が使うのになんでうちが使えないんだ、というわけです。これはたしかに、長いものには巻かれろという意識丸出しですね。けれど、意識が変わらなくても行動変容が起こればいいじゃないですか。行動が変わって、実際にお年寄りがお風呂に入れて家族が楽になれば、それでいいわけです。新しい体験をすれば、意識はあとから変わるわけです。

養老院だと思って行ってみたらけっこう立派で、職員もまあまあ優しくて、「ああ、そうか」という体験をします。そのことを通して、「あそこなら行ってもいい」というふうに変わっていくわけです。封建的だからといって、意識を変えようなんて思わないで、現実を変えてください。封建意識を持っているなんてむしろ歓迎したいくらいです。それを逆手にとろう、ということです。

試合はもう始まっている

職員がそろっていないからできない、なんて言う人もいます。でも、そろっていないのが当たり前でしょう。日本全国すべての町に、ＰＴからＯＴからソーシャルワーカーから全部がそろうなんていうことは、絶対にありません。何十年たってもそうはなりません。条件が整うのを待つのではなくて、いまある持ち駒を駆使して、私たちの力でできるだけのことをやっていけば、ちゃんとニーズに応えることができます。

私は、よく野球にたとえます。野球は九人いなければできないと言いますが、九人いなくても試合は始まっているんです。敵は寝たきり軍と言いまして、これはかなり強いんです。黙って立っていると必ず三振なんです。とにかく振らなければいけない。振らなきゃ当たらないんですから、どう振るかなんて議論をしていても始まりません。ときどき、偶然にバットがボールに当たって、ヒットとかホームランが出ます。そのときにどうして当たったのかを、あとから考えればいいだけのことでしょう。

守備だって九人いないんです。ソーシャルワーカー、ＰＴ、ＯＴなんて全員はそろっていません。でも、「私はレフトだからセンターのことは知らないわ」と言っていたら、外野は二人しかいないんですから、どんどんヒットを打たれて負けちゃうでしょう。いないなら他人の守備範囲まで行って、なんとかボールを捕らなければいけないわけです。職種がそろっていない、システムが整っていないと言わないで、いまある私たちの力量でできるだけのことをする。ほかの領域まで入り込んで、守備範囲をどんどん広げていくというやり方をしましょう。制度や予算が充実するのを待っていてもどうしようもないだろう、という気がしてなりません。

第6章
関係づくりのリハビリ

認知症老人のケアは関係の原基が問われる

呆けを受け入れないデイなんて

竹内先生の三原則や私の三原則をひとことで言いますと、今すぐに、呆けや寝たきりを断らない、むしろ大歓迎というデイサービスセンターをつくろう、ということになると思います。でも、実際に厚生省がやっている制度・政策というのは困ったものでして、デイサービスなどもA型、B型と分けていくわけですね。最初はわからなくて、A型というのは血液型がA型の人しか取らないのかなとか、B型というのはB型の人だけ集めて、うるさいデイサービスになるんじゃないかとか思ったんですが、そういうのはおかしいでしょう。

B型の人は来てはいけないと言われたら、B型の人は怒りますよね。呆けがあるとか、身体に障害があるなんていうのは、それと同じようなものです。それで差別されてはかなわないという気がしますし、いま来ている人にも、「呆けたら来るな、寝たきりになったら来るな」と言っていることになるんです。いちばん困ったときに手を引くというようなことを、税金を使ってやっていいのか、と思いませんか。

けれども、実際にはA型とかB型とか、枠をはめられていると思いますが、制度は制度なんです。制度のために仕事をするんじゃないでしょう。ニーズがあるから制度を使って仕事をするんですから、ニーズがあれば何をやったっていいんです。

たとえば広島の誠和園ですが、そこはデイサービスセンターをつくりました。B型なんです。ですから、職員の数は少ないんです。だけどその少ない職員で、町内の寝たきりと呆けは全部引き受けています。ものすごい人数をやっています。それでちゃんとうまく運営しています。呆け、寝たきり大歓迎という形で、ちゃんとできていますね。

東京でも、保谷市に「デイセンターいずみ」というところがあります。生協がやっているデイサービスですが、重度の人をどんどん受け入れています。ほかのデイサービスで断られている人も、地域の違う人も、どんどん受け入れています。人数が多くて大変ですけれども、すごくがんばっているところがありますから、そういう枠はいくらでも越えられます。

県とか都から監査が来て、「お宅はC型やB型なのにこんな重度の人をとっている」ということで、監査にひっかかることはあるかもしれません。でも監査なんていうのは、はいはいと言っておけばいいんです。一年後にはまた別の人間が来て、別のことを言うんです。人が変わると、前のことなんて覚えちゃいないんです。

金をごまかして不正をしようとか、そういうのはダメですよ。だけど、ケアについては、現場がニーズに応えてやっていて文句を言われる筋合いはないんです。ですから「ニーズはあるんだから」と言い続ければいいんです。だいたい、机の上で書類だけ見ている人が、人の運命を決めるなんていうことをやってはダメですね。どうしてあげればいいかというのは、現場で老人の顔を見ている人が一番考えられるわけですから、現場から制度をなし崩しにしていく、というやり方をしていただきたいと思います。

さて、「寝たきりをいっぱい連れて来いと言っても、特別な機械がなければ風呂に入れられない」と言われるかも知れません。しかし、これはすでにふつうのお風呂に入れるということを、ちゃんと私たちは実践で示してきましたし、本も出していますので、参考にしてください〔＊23〕。寝たきりがいくら来ても、特別な設備はいりません。

でも、呆けがいっぱい来たらどうするんだ、家族の人が呆けを一人看るのにあれだけくたびれ果てて大変だと言っているのに、呆けばかり集まっていたら対応できない、と思われるかも知れません。確かに、大呆け、中呆け、小呆けといろいろいて、出て行く人はいるし、わけがわからなくなるじゃないか、と思うかもしれません。しかし、実はそんなことはないんです。呆けというのは、一人を看るのが大変なんです。だから家族は大変なんです。けれど呆けが二人集まると、会話が成立します。私たちとでは成立しないんですけれども、呆け同士では成立するのです。不思議ですよね。

＊23　新しい入浴ケアのための参考文献　『介護覚え書』（医学書院）『正義の味方につける薬』（筒井書房）『寝たきり地獄はもういやじゃ』（村上廣夫＆誠和園ＳＴＡＦＦ、筒井書房）『誠和園の老人ケア３　入浴』（ビデオ・生活リハビリ研修シリーズ16　生活とリハビリ研究所、筒井書房）

呆けの人こそ〝関係〟が有効

４章、５章で紹介した沼隈町の話の続きですが、呆けの人をまず一人入れました。大変でした。いなくなるんですから。みんなで探しに行って、これじゃあ大変だよと嘆いている頃に、もう一人の呆けの人が来ました。そうしたら、職員とだと三分くらいしか落ち着かないのに、二人になると、そろってソファーに坐って三〇分もじっとしゃべっているんです。

不思議なことがあるな、と思うじゃないですか。それで私が立ち聞きしに行きましたら、一人は、「私は瀬戸内海の島の生まれで、帰らなければいけない家があるのに、長男が邪魔をして帰らせない」という話をずっとしています。もう一人は、「朝からわしの腰巻きが見えないが、あれは嫁が取ったに違いない」という話をずっとしているんです。ぜんぜんかみ合っていません。かみ合っていないけれど、雰囲気が合っているんです。言い方は悪いんですけれども、同じ程度だというのがわかるんです。

認知症老人から私たちを見ると、私たちは脅威なんですよ。頭のいい人たちばかりですからね。天才、秀才の中に自分が一人いるようなものです。それでは落ち着かないでしょう。けれど、老人同士の横の人間関係みたいなものが成立する中では、認知症の人もちゃんと落ち着くわけです。

さらに、認知症の人が三人そろうと秩序ができるんです。これも不思議です。みんな呆けているんですけれども、大呆け、中呆け、小呆けだと、小呆けがリーダー格になって、ちゃんとほかの二人の面倒を見るようになるということが起こってきます。いい意味の親分、子分関係みたいなものがうまくでき、仲間意識が形成されていきます。仲間意識かというと、ちょっと違います。意識的に覚えているわけじゃないですから。仲間無意識というのも変ですけど、現実の人間関係の中で落ち着いていくんです。顔を合わせただけで、ホッとして笑顔になるような認知症のお仲間が一人か二人いれば、もうしめたものです。

最初に、お年寄りの中でこの人は誰となら合うかを考えてください。呆けの程度が同じくらいの人とか、なんとなく波長の合いそうな人でもいいんです。

それから、職員の中でやはり一人、気の合いそうな人を見つけてください。これも専門的知識があるかどうかなんてことではなく、相性としか言いようがないんですけれど。合う人とは最初から合うし、合わない人とはどうやってもダメですから、無理はしないようにしてください。

私も老人との付き合いは長いですけど、生活リハビリクラブのＴさんだけはダメでした。私の顔を見ると叱りつけるんです。最初はどうにかならないかと思って、いろいろアプローチしたんだけど、Ｔさんは受け入れてくれませんでした。こういう場合、こちらに問題があるんじゃないかなんて、深刻に考えないことですね。私はもっぱら、目を合わせないようにしていました。それが、お互いの幸福のためです。Ｔさんには相性の合う人がアプローチすればいいんです。

関わる前に分類するな

老人のお仲間を一人、職員のお仲間を一人です。これが、認知症老人にとっての新たな社会的関係づくりの第一歩ですが、なんといっても老人同士の関係が、一人、また一人と増えていくと落ち着いてくれます。

こうした関係づくりは、長谷川式認知症スケールが0点だとか、脳細胞の萎縮が著明である、なんて言われているケースほど必要なんです。つまり〝掛け算〟ですから、個体に問題があるほど、関係づくりが大切なんです。

これは、これまでの呆けのケアとは逆です。これまでだと、軽度の人は他の老人と交流できるけれど、重度の人にそんなことをしても意味はないとか、軽い人に迷惑をかけるからなんて言って、個室という名の独房や、家の中に閉じ込めてきたんです。

だけど、こんなのは変です。いったい、軽度とか中度とか重度なんていうのを、どうやって決めるんですか。関係の中でしかその人のことはわからないのに、家の中に長い間閉じ込めておいて判断するんですからね。重度の人を中度に、中度の人を軽度に、軽度の人をふつうの老人に変えるのがデイの役割だし、デイはその力を持っているんです。もったいない話です。

　たとえば厚生省は、「グループホームをやろう」なんて言っているけど、どういうわけか、「グループホームは中度の認知症だけを対象にする」のだそうです。私たち、民間デイの経験では、重度だってちゃんと落ち着くし、呆けのない人や寝たきりの人だってちゃんと適応できるはずなんだけど、老人に関わる前に分類しちゃうんです。それって失礼ですよね。

　私たちはまず、やってみます。やってみて、残念ながら力及ばずということはあるけれど、やる前から、呆けだから寝たきりだからと、関係づくりの対象から外すことはしません。むしろ逆です。呆けだからこそ、寝たきりだからこそやってみようと思うんです。

現場からつくりあげたシステム

　マスコミは、上からつくったシステムばかりを取り上げるのですが、システム自体を自慢している市町村はダメだと思って間違いありません。そのシステムで、どんなケースがどうなったのかが大切なのです。

沼隈町は上からつくったシステムではありません。下から、現場からつくっていったシステムです。

ある日、町内の寝たきりの人を、機能訓練教室に全員連れて来ました。車イスの人ばかりで、九十一歳のおばあさんもいました。首も坐っていない、足も届かないというおばあさんです。箱を入れますが、まだ足が宙ぶらりんです。夜中に騒いで、嫁を鬼呼ばわりして寝させないというので、連れて来ました。週一回来るだけでしたが、夜はぐっすり眠るようになり、「精神病院に入れようかと思っていたけれども、入れなくてよかった」と嫁さんが喜んでくれました。

家で寝たきりという状態の人もいました。家ではうつろな表情でした。最初は、重度だから家で看ようという方針を立てて、毎日訪問に行きましたが、どんどんダメになっていくばかりでした。しょうがない、連れて来ようということで連れて来ました。毎週連れて来て一か月後のことでした。他のお年寄りをつかまえて、「あなたここに来ると元気になるわよ」と言っているんです。これで職員も自信をつけました。重度な人ほど連れて来なきゃいけない、ということがわかったんです。ほんとに劇的に変わります。

二十五年間精神病院に入っていたという方もいました。統合失調症を若い頃に発症して、もうとっくに寛解しているんですけれども、一度そういう病名をつけられると家に帰れない、地域が受け入れてくれないわけです。お兄さんが彼を引き取って、納屋のようなところに入れていたと言います。そうした人も連れて来ます。

関係障害という点では、精神障害の問題も実はいっしょです。この人は三年間ひと言もしゃべりませんでしたが、三年後のある日、職員の名前を全部覚えているということがわかりまして、みんな感激しました。いまはお兄さんの農作業を手伝っていて、ときどき「きょうは農業が忙しいから行けない」というところまできています。

みなさんの町の機能訓練教室やデイサービスが、こういう方を一人、二人、三人と受け入れてくれれば、精神病院から退院できる人はいっぱいいます。方法はいっしょですから、ぜひがんばっていただきたいと思います。

意欲は関係がつくる

背中の曲がった奥さんが、家で寝たきりの旦那さんを介護しているというケースもありました。ご飯を食べるのに時間がかかるものですから、おかゆを少し口に入れただけですぐ下げるんです。お父さんはおしっこが出ると「おーい」と呼ぶんですが、奥さんは聞こえないのか聞こえない振りをしているのか、オムツも替えてくれないという状態でした。見る見る痩せ細ってきましたので、民生委員さんが心配して役場に来まして、「どこか病院を探してくれ」というお話でした。それを聞いた看護婦さんが、週一回でいいからうちに連れてきてごらんということで、ここにやって来るようになりました。

やって来たその日に、おかゆを食べさせてもらっていた人が、自分でふつうのご飯を食べました。みんなそうです。介助してもらっていた人が、ふつうのご飯を自分で食べるのです。これは不思議です。ただ、時間はすごくかかります。お昼を一時間ぐらいかけて食べます。一時間かけますが、彼はぜんぜん気にしていません。

なぜかというと、隣に一時間半かかるばあさんがいるからです。このおばあさんも長い間寝たきりで、きょう初めて出てきました。髪に寝グセがついていました。寝たきりの人はみんなこうです。寝グセには〝雀の巣型〟とか、〝モヒカン型〟とか、〝鉄腕アトム型〟とかいろいろあるんですが、坐る時間が増えて重力がかかり、人前に出るからといって櫛が入ってくると、私たちは、「ああ、人間復帰してきたな、生活復帰してきたな」と感じるわけです。

これが、本当の意味のリハビリテーションです。リハビリというのは手足をイチ、ニイ、サン、シとやることではないんです。あれはリハビリの手段の一つ、訓練です。リハビリテーションのいちばん大事なところは、その手足を使ってもう一回生きていこうという気持ちになることです。そして、生きていこうという意欲は、こういう関係の中から生まれてくるんです。いいですか、意欲がないからと言っていてはダメです。関係づくりをしないで、意欲がないというのは、私たちの怠慢です。

地域が変わってくる

こうしてがんばっていると、沼隈町の町民の意識が変わってきました。田舎の封建的な町ですが、頼みもしないのに家族がスロープをつくってくれるようになります。長男さんが、つくってくれました。

相談してくれればよかったんですが、廃材を横に並べたものですから、下りるときにガタンガタンと揺れるんです。でも、気持ちがありがたいじゃないですか。こういうスロープが、一軒や二軒ではなくて狭い町内にいっぱいできてきました。誰も頼んだわけではないんです。毎週毎週、町の役場の人が来て、あの高い縁側から車イスを下ろしたり上げたりしているのを見て、家族がやってくれたのです。

私がいちばん感激したのは、九十一歳のおばあさんで、呼んでも返事がない人でした。この夏はもたないと思うから、せめて風呂に入れてあげようということで、週一回来ていただくことになりました。そしたら家族が、大工さんに頼んで立派なスロープを縁側からつなげてくれました。さらにそこから、車が着くところまで少し距離があるんですが、左官屋さんを呼んで、セメントで固めてくれたんです。九十一歳の、もうほとんど意識のないようなおばあさんのためにです。

保健婦さんが感激して、「お金がたくさんかかったでしょう?」と聞きましたら、家族の言うことがいいですね。「はい、でも香典で払えばええ言うてくれましたから」と。大変いい話だと思います。死んで立派な葬式をするよりも、生きているうちに笑顔を一つつくるために金を使いましょう、というのがいまの日本が国をあげてやろうとしていることです。私たちはその最先端で、おもしろい仕事を担っているという気がします。

外にでるからスロープができる、逆じゃない

まずお年寄りを連れてくる。社会的関係の中で生き生きさせる。そうすると、家族の意識が変わってくる。さらに地域全体が変わってくる、というふうになります。大事なのはこういうことです。スロープができてから外へ連れて出たのではないということです。外へ連れて出ていたから、あとからスロープができたんです。

歯医者さんにスロープができました。歯の悪い人がいるものですから、毎日誰かが歯医者さんに連れて行きます。するとその歯医者さんが、大変だろうとスロープをつくってくれたのです。都会では、車イスの人とか障害者の人が来ないように、ビルの二階で開業する歯医者さんもあると言いますから、ありがたい話じゃありませんか。「外に出て行けばスロープができるんだ」ということがわかりました。「今度どこにスロープが欲しい？」と聞くと、「スーパーにあったらいいね」と言うので、いまスーパーに通っています。

つまり、お年寄りが社会的関係を回復することによって、その人自身の目がキラキラしてくる。そうすると、家族が変わり、実は町や地域が変わっていく。この順番です。地域が変わって、スロープが全部できて、システムもできて、それからいい仕事をしましょうというんじゃないんです。ひとりの老人を生き生きさせてください。そうすると、後から地域が変わり制度が変わってくる。一人ひとりのお年寄りの目がどう輝くかということが、実は制度や政策を変えていく一番の近道だと思いますし、それが現場の私たちの、他の人には真似のできない仕事だろうというふうに思っています。

関係論的アプローチを

これまでお話ししてきたことは、人間を、個体としてではなく、いつも関係の中の個体として見ていこう、という提案です。そういう立場からいきますと、看護の世界では記述の方法として、よくソープ（ＳＯＡＰ）というのを使います。「サブジェクト・オブジェクト・アセスメント・プラン」という形で問題を整理していく、という記述の方法です。サブジェクト＝主観、オブジェクト＝客観、というふうに整理していくと言われるのですが、日本の老人にこういうのは当てはまりません。何が主観やら何が客観やら訳がわからない。関係内存在ですから、人によって言うことがみんな違うんです。看護婦さんが行って聞けばこう言う。お医者さんが行けばこう言う。家族が聞けばこう言う。優しい看護婦さんときつい看護婦さんでも違う。どれが本音やら、さっぱりわからないという世界に入るわけです。

これは日本人の特徴です。「どういう関係のもとでこう言った」という記述しかできないんです。「何々さんがこう聞いたら、こう言った」ということであって、主観とか客観というような二元論が成立しないというのがこの世界だ、ということになります。

こうした社会的関係づくりからアプローチするというのは、実はいっぱいやっているんです。たとえば言語治療というのは一対一でやるものと思われていましたし、たしかに急性期の段階では、狭い部屋に入って一対一でセラピーをやるということが必要です。私どもの雑誌『ブリコラージュ』(三好春樹責任編集、七七舎)に、前述した遠藤尚志さんという言語治療士が、北欧に失語症の人たちを連れて行った報告が載っていますけれども、毎年このように海外に失語症の人たちを連れて行っています。

この人のやっているのはグループ訓練です。みんなでいっしょに集まって、全員でその人の名前を呼ぶ。それに対して、「はい」と答える。いっしょに歌をうたうようなんて、見ているとすごく単純なものですけれども、実は非常に奥深い専門性がその中にあるというものです。

これなども、関係を豊かにすることで言葉を出していこう、というアプローチです。あるいは、私たちPTやOTが、個別の訓練というものの限界に気がついて、そこで提出したのが、〝遊びリテーション〟です。身体を動かして訓練になると同時に、人間関係までできていくというアプローチですし、体操なんかもそうなんです。生活リハビリ体操というのをやっていますが、これはみんなで輪になってワイワイやります。

一番おもしろくない体操、というので有名なのは「ラジオ体操」です。なぜかというと、個体の原理なんです。個体で完結しちゃっているんです。みんなといっしょにやっているのに、同じ方向を向いて、自分ひとりの身体を動かすんです。あれだけいるんだから、もっといっしょに声をかけ合ったり、スキンシップしたり、身体に触れたりしてやればいいと思うんですけれどもね。北欧からきたような体操ですから、個体の原理ということでスッキリしているんでしょうが、どうももったいなくてしょうがない、という気がします。

関係論としての「生活臨床」

さらに、日本の中でやってきた優れた実践の中には、関係という言い方はしていないけれども、こういう関係論のようなものをちゃんと踏まえているものがあります。

保健婦さんの世界では大変有名な人ですけれども、群馬県を中心に精神障害者の地域ケアを続けてこられた西本多美江さんという方がいらっしゃいます。看護協会から本が出ています。『ほんとに保健婦』（日本看護協会出版会）という本です。

すごい保健婦さんです。精神障害者の地域ケアをずっとやってきた人で、その方法を「生活臨床」〔*24〕という言い方をされました。生活なんていう言葉はこういうところでもちゃんと使われているんです。

精神の障害者が生き生きするために、大切なポイントというのは三つある、という言い方をします。これがすごいんです。一に金、二に色気、三に名誉です。家に閉じこもっている精神障害者が、この三つの動機づけをすれば出てくる、というわけです。あんまり俗っぽいものですから、アカデミックな学会みたいなところは認めないんです。なにしろアカデミズムの世界では、独創的な意見はダメなんです。本に書いてあることをちゃんとやらないと、アカデミズムにならないわけです。外国の文献を翻訳したというのがアカデミズムなんです。

けれど、この三つのポイントは、日本人の実践の中から出てきたすばらしいものでして、本当にこれで元気になっていくわけです。

この、一の金というのは何かというと、社会的関係です。資本主義社会というのは、お金や経済をとおして社会的関係が出てくるということでしょう。二の色気というのは、吉本隆明でいうと対幻想です。男女の関係を基本にした家族的関係です。三つ目の名誉は、いかにも社会的関係みたいに聞こえますけれども、要するに一人前に扱ってほしいということなんです。ふつうに扱ってほしい、ひとりの人間として扱ってほしいということで、これは文字通りプライドです。つまり自分自身との関係です。

こういうところにも、関係論的なアプローチがすでにあったのです。これは一種の動機づけみたいな形で語られたのかもしれませんけれども、実はこれは関係論だと私は思っています。これをきっかけにして、生活というところに出ていこう、もう一回生活の主体になっていこう、ということなんです。ただの動機づけというだけじゃなくて、これは関係づくりの本質である、という気がすごくします。

＊24　**生活臨床**　精神病院はやはり、アカデミズムの世界だから、「生活臨床」を英語にしなきゃならなかった。それで、"Living Skill" というふうに訳した。これは病院の中では、「生活療法」と言われた。生活はリビングだから、仕方がないけれど、スキルは違うと思っている。スキルというのは、熟練するとか、訓練とか、そういうイメージだからだ。西本さんが言っていることと、ちょっと違うぞ、という気がしてしまう。

関係論なき生活論の破綻

地域でやっていた生活臨床が脚光を浴び、精神病院の中でもこういうことをやろうということになってきました。

それで結局、精神病院の中ではどのようになっていったかといいますと、生活にいかに近づけるかという発想はいいんですが、朝起きて着替えをして、仕事に出て行って、院内の作業をして、お昼を食べて、夜も食べて、また夜は寝るという、そういうことがちゃんとできれば退院できる、社会に帰れるだろうと考えたのです。そういうところに患者さんを駆り出すんですけれども、非常に管理的になりました。職員の仕事をいかに手伝ったのか、そういうことが評価の基準になっていくということで、途中ですごく批判を浴びてくるんです。

どこで間違ったかと言うと、この生活療法の考え方は、生活というものを実体として捉えています。でも、朝起きて、歯を磨いて、服を着替えてという、そういうことができないから病気なわけではないんです。そういう生活に向かおうという気持ちができていない、ということが問題なんです。つまり「生活臨床」には関係づくりをどう進めていくかという視点はあったのですが、いっぺん、アカデミックな治療の世界に入っていくと、変な形になり、大変批判を浴びたということです。

いまだに、この問題の解決を精神障害の世界で明らかにしている文献は見たことはありませんけれども、私の視点からはそういうふうに思えます。ですから、生活というのは実体ではないんです。とくに精神障害の場合はそうです。老人の場合はＡＤＬという生活評価基準があって、実体のところはちゃんと保障していかないといけないわけですが、でも多くの老人を見ると、できることがいっぱいあるのに、していません。外に出ていこうと思えば出られるのに、出ていません。それは何かというと、これが足りないわけです。金、色気、名誉です。つまり、社会的関係と家族的関係、自分自身との関係というものが崩壊しているから、外に出て行かないのではないか、というふうに整理できるのではないでしょうか。

老いをめぐる関係障害

老いや障害や呆けの問題を、個体にだけ原因を求めていくという従来の方法ですと、老いや障害や呆けが進行して重度になるほど、私たちはアプローチの方法を見失ってしまいます。

それに対して、関係の中にも原因を見つけていけば、関係づくりという豊かな方法論を手にすることができるのです。

認知症の原因を、この関係障害として見ていくと、それはどう位置づけられるのでしょうか。そして、どんな関係づくりが求められているのでしょうか。

すでにおわかりのように、認知症という問題を関係の問題として捉えると、〈老い〉に対して社会が付き合えない、家族が付き合えない、そして老人自身が付き合えないという、〈老い〉をめぐる関係障害の問題として捉えられると思います。

世の中には、呆けに対する想像力の貧困から、「呆けたら本人は気楽なものだ」なんて思っている人が多いのですが、現場の私たちはとてもそうは思えません。あの、オドオドした表情、自信を失った目は、世間と身内から〝やっかい者〟という視線を浴びた揚げ句に、プライドを喪失した、つまり自分自身との関係が障害してしまった姿だと言えるでしょう。

実際に私たちは、訪れる老化を受容することができず、物忘れや、おもらしさえしてしまう自分自身を否認して、若い頃の自分に戻ってしまう老人を何人も見てきました。それは、まさに〈老い〉をめぐる人間的なドラマとでも言うべきものです〔＊25〕。それほど深く〔＊26〕、つまりまだ若かった自分や、子ども時代にまで回帰していかねばならないいくらい深い呆けに対しても、関係づくりという方法論は有効だ、と私たちは経験的に言うことができます。おそらくそれは、日本人の特殊性のおかげかもしれません。

そうです、あのZ＝f（x,y）です。自分自身との関係（Z）が、社会的関係（X）と家族的関係（Y）によって決定されてしまう、というあの公式です。

いくら深い自分自身との関係障害でも、やり方があるんです。社会と家族――つまり日本人の場合は世間と身内ですが――のところを大切にしていけばいいんです。まず、世間によって認められている、という実感を持ってもらうことです。役割が大切だ、なんて言われるのもそういうことでしょう。役割といっても、小さな具体的なことでいいんです。毎朝、カーテンをあける役割とか、日めくりカレンダーを一枚取る仕事とか、そういうことです。

かつてやっていた仕事に近くて、いまの身体的、知的能力でちゃんとできることでなくてはいけません。

それと、それをちゃんと認めてあげること、誉めてあげることが大切です。あまり私は好きではないのですが、おだてまくるくらいがいいようです。ちょっとオーバーなくらいに誉めてください。

身内に認められているという実感を持ってもらうことは、深く進行した呆けの人にこそ大切になってきます。本当の身内なら一番いいのですが、それは社会的関係の一員である介護職や看護職でも構いません。介護的関係や看護的関係を、家族的関係により近い形でつくっていけばいいんです。つまり、より情緒的に、非論理的で無意識的なところで関係づくりをしてください。

けれども、専門教育を受けている人は、これが苦手です。社会的契約関係という枠を越えてはいけない、ということを職業倫理として教えられるからです。「おばあちゃん」なんて呼んではいけない、なんてことを人権教育という名で教えられてもいるからです。

しかし、必要なのは、祖母と孫であるかのような関係性をつくっていくことなのです。もちろん、認知症のある老人の側はそう思いこみ、こちら側は意識的にふるまってということですけれど。

意識的といっても、あまり意図的にやっているのでは老人に見破られます。認知症老人のこうした嗅覚は驚くほど鋭いです。私は、こうしたちょっと演技のような空間に、どれだけ私たち介護職が〝はまる〟能力を持っているかが、認知症老人のケアの良し悪しを決めるような気がしています。

＊25 呆けについて具体的なケースを通しての関係障害の実態と、呆けさせないためと、呆けてからのアプローチについては、『教師はなぜぼけるのか』(筒井書房)に大半が重複するため、本書では割愛した。

＊26 **〝呆けの深さ〟**　私はここで、意識的に重い呆け、とか重度の呆け、という従来の表現に対して、深い呆けという表現を使用している。

より自然に近い存在

認知症老人にとって、社会的関係よりは家族的関係をつくっていくほうが、彼らが落ち着いていくのにより効果があるということは、彼らが、より自然に近い存在だということだろうと思います。社会より家族のほうが、より自然ですよね。つまり、私たち介護職がどれだけ認知症老人の前で、自然な存在として感じられているかが問われているんです。

重度で表情を失った人、怯えたような目で落ち着きのなかった人に、その人らしい顔つきが戻り、笑顔を見せるようになることは珍しくありません。それも、専門といわれる病院や施設で、手に負えないと言われて、追い出されたような人がです。

そうした優れたケアをしている場の多くが、専門性や知識や技術ではなくて、ごくふつうの健全な生活感覚を基にした、シロウトたち中心の場であることは偶然ではありません。

その〈自然〉は、人間的とか、人間らしくという理念の幅をも越えていきます。深く進んだ認知症老人が、イヌやネコを飼うと、私たちに見せたことのない、いい表情で世話をするので驚かされます。だからといって私は、アニマルセラピーなんてものを勧めるのではありません。イヌやネコを飼ってしまうことを勧めます。特別に意識的になされるセラピーではなくて、生活そのものでやってしまえばいいのです。

なぜ私たちは、イヌやネコを飼うのでしょう。吉本隆明氏に言わせると、私たちはどこかで「人間」である自分をやめたいという欲求を持っており、イヌやネコとじゃれたり〝会話〟したりすることで、〝生きもの〟に戻るのだそうです。なるほどなあ、と思いましたね。認知症老人が、イヌやネコとの関係の中で落ち着くのは、言わば〝生きもの〟という部分に回帰して、最も基本的な部分で自分との関係を確認しているということなんでしょうね。

私たちは、とてもイヌやネコにはかなわないでしょうが、私たちの意識性を無意識性に転化できたら、つまり私たちのケアが、本当は本を読んだり、ケース会議を開いたりして意識的にやっているんだけど、あたかも自然にやっているかのように老人に感受されたなら、少しはイヌやネコに近づけるのではないでしょうか。

スキンシップの実技

認知症老人にとってのいいケアが、意識から無意識へ、人間から生きものへという方向性を持っている、と私は語りました。

さらに、言葉から身体へという方向も、いいケアには不可欠なものだと思います。老人介護がうまい人は、スキンシップがうまいですね。無意識にパッと膝のうえに手をおいたり、肩に手をまわしたりしながらしゃべっていると思います。

日本人はスキンシップが下手です。スキンシップという武器は、日本の場合、他人だからできることです。身内同士というのはスキンシップをしません。私は、よそのおばあさんにはスキンシップしますが、自分の母親にする気はちょっとないです。向こうも気持ち悪がるだろうと思います。

介護には家族にしかできないことと、他人にしかできないことがあるのですけれども、スキンシップは他人にしかできないことの一つだろうと思いますから、みなさんもぜひスキンシップに強くなってください。

スキンシップの第一段階です。まず握手から始めてください。これは簡単ですね。「また明日来るからね」とか、「また来週くるから、それまで元気でいてくださいね」と、お年寄りと別れるときにまず握手をしてください。自分が関わっているお年寄りの中で、いちばん苦手なお年寄りを思い浮かべてみてください。自分の姑さんを思い浮かべる人もいるでしょうね。その人と、今度会ったときに握手をしてみてください。悪い気はしないものです。肌のぬくもりを通すと、同じ人間同士だなという感覚が入ってきます。形から入るというのはこういうことだろうな、と思うのです。それだけで気持ちが通じることがあるのです。

握手は不思議ですね。いやだなと思っている人とやってみてください。こっちがいやだなと思っていると、向こうもいやだと思っていることが多いですから。それをこっちから握手をすると、向こうも悪い気がしないんです。これは、身体性という具体的関係の力です。これが第一段階です。

第二段階は、肩に手をまわして、相手の肩をトントンと叩きます。これは久しぶりに会ったときに、「わあ、久しぶりね。元気そうね」「元気だった？」という感じでやります。

では、第三段階にいきます。肩に手をまわしていてください。そして、頬をすりよせます。これは急にやると気持ち悪がられます。ですから、意識的にやるのではなくて、思わずそうしたくなるような場面をつくってほしいのです。

たとえば、一週間便秘だった人をトイレに連れて行って「出た」と言われると、臭いのもかまわずに思わず「わあっ、やったあ！」と喜ぶでしょう。レクリエーションに出て、初めてやった競技で一等賞になって、「わあ、よかったね！」と思わず頬ずりしたくなりますね。そういう場面をつくる。だから、あまり意識的にやるというよりは、無意識にそうなるような感じがいいです。

ただし、「私はちょっと、老人にそこまでは……」と抵抗がある人は、しなくてもかまいません。無理にしているというのは、認知症老人にはよく伝わります。そこはものすごく敏感です。ですから、第三段階の「頬をすりよせる」のは無理にする必要はありませんが、第二段階までは給料分です。介護職としてそこまではぜひやっていただきたいと思います。給料以上の仕事をしたい人は、第三段階もやってください。

つまり、認知症老人のケアがうまい人というのは、言わばお互いに生きものというレベルまで回帰し、そこでコミュニケーションをとれるかどうか、ということなのです。

ですから、学校の成績がいいとか、専門家であるとかということとはまったく関係がありません。学校の成績とは言語の世界のことでしょう。そういう世界とはちょっと違うのです。これは資質としか言いようがないと思います。

ある老健施設で、職員が足りないので、だいぶ時期が遅くなってから介護福祉士の養成校に、「誰か残っていないでしょうか?」と訪ねて行ったのだそうです。そうすると、優秀なのは全員就職が決まっていて、あと一人だけ残っていました。「この子だけですが」と言われて、出てきたのが、もう耳に二つの穴はあるわ、茶髪だわというお兄さんだったそうです。でも、このお兄さんでもしょうがないから、ということで採用しました。そうしたら、この子がいちばん認知症老人には良かったのだそうです。例のしゃがみ方でしゃがむと、老人と目線がうまく合ってちょうどいい、ということもあったりしたそうです。

もちろん、学校の成績は悪い、認知症老人とも合わないのもいますから、成績が悪ければいいという意味ではまったくありません。どうも、これまで言われてきた専門教育を受けているとか、知識があるとかとは別の世界で、老人、とくに認知症老人との関係的世界というのは形成されるらしいのです。そのことをここで報告しておいたほうがいいような気がしたのです。

私たちも、おそらくそうやって歳をとって、そこへ帰っていくわけです。常識や言葉がどんどんなくなっていって、生き物というような存在になったときに、そういう自分とちゃんと付き合えているかどうかですね。若い人の手助けを受けながら、それでも「ありがとう」と言いながら生活していけるかどうかです。そういう自分を、自分自身がいま受け入れられるかどうかというのは、歳をとってからの課題ではなくて、実はいまの課題です。

私たちはいま、自分より若い人から何か間違いを指摘されたり、助けてもらったときに、果たして素直に「ありがとう」と言えるでしょうか。どうも、それは難しいことだろうという気がします。私たちは老いをめぐるドラマに、いまから親しんでいるのですが、そういう意味では、大変ありがたい仕事をさせてもらっています。多くの老人と付き合わさせていただくというのは、自分の将来が見えているわけです。あんな老人になりたい、あんなふうにはなりたくない、というのも見えています。

お年寄りがキライという介護職の人がいますけれども、これはちょっと仕事を変えたほうがいいですね。お年寄りがキライということは、自分の未来がキライだということです。こんな悲しいことはありません。好きでなくてもいいですから、ふつうというところまで行っておかないと、自分の未来は非常に暗いものになるだろうという気がします。

最初にお話ししましたように、なんとか老人を縛らないようにするために、人間観の転換が今まさに必要なのではないかという気がします。こういう課題は、老人の分野だけではなくて、子どもや精神障害の世界とか、あらゆる分野で問われていることではないでしょうか。そして私たちはあらためて、〝関係〟という原基から介護を築いていかなければならないのだと思います。

別章

既に単行本や雑誌に発表されている文章の中から、特に「関係障害論」の内容に関連しているものを、ほぼ原文のまま『別章』としてまとめた。掲載にあたっては、筒井書房と医学書院のご厚意を得た。感謝したい。

1 純粋ナースコール
『専門バカにつける薬』(筒井書房)より
2 私たちの倫理の由来
『専門バカにつける薬』(筒井書房)より
3 メサイヤ・コンプレックスの罠
『生きいきジャーナル』(医学書院)1996. 夏(通巻 22 号)より

1 純粋ナースコール

用もないのに、ナースコールを押す老人がいる。呼ばれてベッドサイドに行ってみると、「タオルをとって」だの「布団の角が折れているのを直してくれ」だのといった、どうということのない用を頼むのだが、三、四回目からは、顔を見て用を考えている風である。

ときにはすごい人もいて、一晩中ナースコールを押し続ける。

夜勤の寮母さんの報告で「Kさんはずっと落ち着かず、やっと寝ついた朝の四時までに四十八回ナースコールがありました」なんて言われている。押したほうも押したほうだが、それを逐一数えたほうも数えたほうである。自分たちの仕事がいかに大変だったかを、他の職員に訴えるために、〝正〟の字を書いていったのである。

「よくナースコールを抜いてしまいませんでしたね」と、ねぎらいのコトバに添えて尋ねてみると、「よっぽど抜いてやろうかと思ったけど、あれは〝命綱〟だからね」なんてコトバが返ってきて、ホッとさせられる。

私たちは、こうした〝用のないナースコール〟のことを〈純粋ナースコール〉と呼んでいる。ふつうナースコールは、何か用があって職員を呼んでもらうための手段である。ところが、このナースコールは手段ではない。ナースコールによって職員が来ること自体が目的なのだ。

〈純粋ナースコール〉は、入院や入園して間のない老人に多い。先ほどのKさんも、初めてのショートステイの夜のことだった。

「不安なのよね、わかるわよ。私らでもたまに旅館に泊まると寝付けないことあるじゃない」と寮母さんは、夜勤明けにしてはさわやかな顔で言い残して帰っていった。

まわりは知らない人ばかりである。おまけに老人にとっては〝養老院〟である。自分はこれからどんな扱いを受けるのだろう、果たしていま心臓が苦しくなったりしたら、誰かが本当に来てくれるのだろうか……。試しに押してみよう、と意識的に思うわけではないのだろうが、自分が確かに人間関係の中に存在しているのだ、ということを確認するためにナースコールを押してみるのだろう。

だから、用のないナースコールこそ、すぐにベッドサイドに行かなければならないのだ。「どうせ、用はないのだから」と時間をあければあけるほど、老人の不安は募り、ナースコールを握りしめることになってしまう。

もっといいのは、二、三回ナースコールが続いて『これは〈純粋ナースコール〉かな』と思ったら、鳴る前に行くことである。「でも用がないのに、行って何をするんですか。どうしても〝押しちゃダメじゃない〟と怒っちゃうんですよね」と若い寮母さん。

彼らは、用のためにナースコールを押すのではない。〝関係〟を求めて押すのである。いわばナースコールは、世界と自分とのつながりを保障する、文字どおりの絆である。そして、ナースコールに呼ばれてやってくる私やあなたは、いわば、〝具現化した世界〟そのものである。

これは、大げさでもなんでもない。私やあなたは、その時の老人にとっては、〝世界の代表〟なのである。これこそ、老人介護の面白さであり恐さである。そして、私のような人間ですら、老人の前では倫理的になってしまう根拠でもある。

だから、何もしなくていいのである。できればベッドサイドにいっしょに坐りこんで膝に手でもおき、話でも聞いていればいい。移動のできる人なら、寮母室に連れてきて、それも和室でコタツでもあると一番効果的だけれど、お茶でも出していっしょにすすりながら世間話をするのである。

十五分ほど覚悟すればいい。夜勤の貴重な十五分を、と思うかもしれないが、一晩中振り回されることに比べれば良いではないか。

ほとんどの場合、一〇分も必要はない。Yさんは、ベッドサイドで膝立ちになって顔を近づけて話を聞いていた私に、「もう、行ってもええよ。あんたも忙しかろう」と言ってくれた。その間、七〜八分である。寮母室でお茶を飲んでいたIさんは十五分もすると、「それじゃそろそろ失礼します」と言って自分から帰っていった。寮母さんが「あらもう帰るの、ゆっくりしていっていいのよ」と声をかけている。「あんたらも私一人をかまっとれんじゃろ、ほら誰かが呼んどるで」とIさん。さっきまで落ち着かないでナースコールを押し続けていたくせに、この見当識の確かさはどうだ。

「用のないときでさえ相手にしてくれる。なら本当に大変なときに放っとく訳はなかろう」と意識的に思うのかどうかはわからない。でも彼らが落ち着くのはそんなところではないだろうか。もちろん、いつもうまくいくとは限らないけれど、私たちのやっていることは、彼らを〝世界内存在〟につなぎとめていることなのだ。そんなすごい仕事なのだから、うまくいかないのも当たり前、うまくいったら万々歳である。

[2] 私たちの倫理の由来

私が老人介護の現場に入ったのは、今から十七年前のことになる。広島県のある特別養護老人ホームに、とりあえず、アルバイトのような形で勤務し始めたのである。最初は、老人の顔の区別がつかない。なにしろ、男と女の区別すらわかりにくくて、「ここは確か女の人の部屋だったよなぁ」と確認して、〝お婆さん〟だと認識するという具合である。

五〇人の老人の、一人ひとりの名前と顔が一致するのに、一週間かかった。この人は何者だろう、と思わされる人に出会うたびに、ケースワーカーの机の中の個人ファイルを見せてもらう。すると、どんな生活をしてきたか、入園してからどんな事件があったか、といったことがわかってくる。そして、初めての印象とそれらが混ざりあって、その人のイメージが立ち上がってくるのだ。こうなるともう忘れることはない。

さて、その一週間、私はかなり興奮していたのを今でも覚えている。興奮というより、高揚というべきだろうか、今でいう〝ハイ〟になっていたのである。

職場でももちろんだが、仕事が終わって家に帰っても、その〝ハイ〟が続いており、家事をテキパキこなしたりするのである。

新しい職場に入って環境が変わったからかというと、そうではない。私はそれまで、職場を変えるということは十指に余るほど体験してきたのだが、こんなことは初めてなのである。

どうやら私は、初めて体験する「介護」という仕事に、興奮していたらしい。もう少し詳しく言うと、老人に呼ばれて用を足してあげたり、入浴介助をしたりしている自分に感激していたのである。

ときどき、ボランティアの中に「老人に優しくしている私ってステキ！」なんて感じの自己陶酔型の人を見かけるが、ま、そんなものだったかもしれない。もちろん、仕事としてやっていれば、こうした自己陶酔は一か月で目が覚めざるをえないけれど。

どちらにせよ、私はその一週間、ひどく優しく、倫理的になっていた。

あれは何だったんだろうという疑問が、ふと解けたような気がしたのが、前項の「純粋ナースコール」という文を書いている最中であった。『……私やあなたは、その時の老人にとっては、〝世界の代表〟なのである。これこそ老人介護の仕事の面白さであり、恐さである。そして、私のような人間ですら、老人の前では倫理的になってしまう根拠でもある』

ここまで書いて、私は、そうか、と思った。あれは、介護という〝場〟が私を倫理的にしたのだ、あるいは、私の倫理性を引き出したのだ、と。

と同時に、もう一つ、わかってきたことがあった。それは、研修会なんかで、偉い施設長なんかが倫理的なお説教をすることに対して反発してしまうのはなぜか、ということである。「優しい心で接してあげなさい」とか「まごころが一番大切」などと聞かされると、「なにを言ってやがる」と毒づきたくなるのである。

といって、私が、そうした倫理性を不要だと思っていると考えられては困るし、私が倫理のカケラもない人間だと思われても違っている。

実際、私は、就職して一週間の、存在そのものが倫理的になっていたのは除いても、「純粋ナースコール」のような場面では、人並みに倫理的だし、さらに、他人の倫理性に頼らなくていい状態を作ることこそ、本当の倫理性だ、と考えるくらい倫理的だといってもいい。

ではどうして反発するのか、どうして毒づきたくなるのか。

〝場〟が私たちの倫理性を引き出すのだ、と考えれば解けてくる。つまり、私たちは、多かれ少なかれ、倫理的なものを持っている。そして、老人、特に危機に陥っている老人に向き合ったとき、その倫理的なものがその〝場の力〟によって引き出されるのだ。

となると、そうした〝場〟に日常的、具体的に関わる現場の私たちこそ、最も倫理的となりうるのであって、偉いセンセから説教される理由などないはずなのである。ましてや、切実な現場の要求に対して「がまんしろ、それが福祉の心だ」なんていわれる筋合いはないのだ。

もちろん、そうした〝場〟でも、倫理性を引き出されないような人もいる。だからといって、倫理を外から説教したり教育したりすることに意味があるだろうか。〝場〟に反応しない人が、「コトバ」で変わるはずがないのである。必要なのは〝場〟を感じとり意識化することなのだが、世の中には、その〝場〟から現場の人の感性を引き離すような「研修」や「教育」が、まん延してはいないか。

3 〝メサイヤ・コンプレックス〟の罠

無為・自閉の〝痴呆〟老人？

私が特別養護老人ホームに勤めて九年目に入園してきたSさんの話である。Sさんは当時七〇歳の女性。病院からの診断書には「老人性痴呆」とのみ記されている。とはいっても、他の痴呆の老人とは全く様子が違う。

まず、問題行動がある訳ではない。ただ、無為にベッドで寝ているだけ。顔も無表情で反応はなく、怒りや悲しみも表すことがない。なにしろ一日中、ひと言も発することなく静かに寝ているのだから、病院では手のかからない患者だったらしい。しかし、身体には何ら問題なく、治療することもないので、いつまでも置いておく訳にもいかず、特別養護老人ホームに入所することになった、という。

〝痴呆〟と呼ばれている無為・自閉の症状の原因がわかってきた。彼女は夫と長男三人で暮らしていたが、夫、長男と続いて亡くなったのだ、という。特に長男は不審死扱いで、自殺ではないか？　と噂されていた。急に一人暮らしとなったSさんは、少しずつ家から出なくなり、近所の人が訪ねても、家の中に隠れてしまうようになったという。

まわりの人が心配して総合病院に入院させたが、かえってベッドの上に寝たまま全く動かなくなり、今回の退院、入所となったのである。

Sさんが入所して十日後、ケース会議が開かれた。園長をスーパーバイザーとして全職種が集まって開かれる会議で、入所者と、話し合いが必要と思われるケースについて月に一回協議し、ケアの方針を出し、さらにそれを点検していく会議だ。

三六〇項目も並べながら、老人のニーズに何ら迫ることのない〝官製ケアプラン〟に比べれば、実に緻密で実践的で、何より効果の出てくる会議であった。ちゃんとこうした話し合いを持ってやってきた人たちは、決してあんな〝ケアプラン〟にまどわされることはあるまいに……。

そこでは、彼女の現在の無為、自閉、無言、無表情は、肉親の相次ぐ死によるショックが原因だろうと仮定してみることにした。そこで人間関係が原因なら人間関係で治していこう、という方針になった。

介護場面ではちゃんと声をかける、できるだけ優しく接する、といった、どの老人にでも当たり前のことだが、それをキチンとやろう、さらに、できるだけ他人と関わる場面を増やそうということになった。長期的には老人同士の関係づくりを目指すが、当面は、職員による関係づくりが中心にならざるをえないということで、理学療法士である私にも、できるだけ毎日、訓練による体力アップと、訓練を通しての人間関係づくりという役割が振り当てられた。

関わりの中で笑顔が

「訓練室に行きましょう」

と話しかけても、Sさんは弱々しく困惑した表情を見せるだけだったが、私が離床介助を始めても抵抗する訳でもない。訓練室にやってきても、ただ車イスに坐っているだけなのだが、幸いにもSさんを知っている老人が何人かいて、Sさんに声をかけたり、私にかつてのSさんのことを話したりしてくれる。

こうした関わりや、介護場面での寮母との関わり、親戚の人の面会などが積み重ねられていく中で、彼女に笑顔が出、ついで、耳を寄せるとやっと聞こえるくらいだが、声が出るようになった。

訓練室でも、平行棒で立って歩けるようになる。もともと身体は何の問題もないから、身体を動かす気にさえなれば回復は早い。

入所から六か月後で彼女は見違えるくらい回復した。誰に誘われなくても、一人でベッドから起き上がり、歩行器を押して、隣の老人を誘って食堂まで歩いてやって来る。笑顔が子どものようで、誰からも好意を寄せられる心優しい人である。

訓練を通しての密接な関係

ところがある日の朝、なかなか起きないSさんを寮母が坐らせたところ、身体が左に倒れたという。脳卒中発作による左片マヒである。意識はあり、マヒも重くはないので、入院はしないで、ホームで治療することとなった。これで少なくとも、それまで作りあげてきた人間関係は継続される。そういった事情がなかったとしても、入院して安静を強制されてしまうよりは、ホームにいたほうがずっといいだろう、というのは職員共通の思いで、身元引受人もそれを理解してくれたからこそ実現した方針である。

私は、理学療法士養成校での実習以来、久しぶりに急性期のリハビリを行なうことになった。といっても基本的な考え方が変わる訳ではない。患者に挫折感と失望ばかりを与えてしまうようなリハビリが多いが、急性期であれ、生活期であれ、老人が成功感を味わい、まわりがそれをいっしょに喜んでいくようなリハビリでなければならない。

倒れて七日目から開始された訓練は、前にも増してSさんとの関係を密接にした。なにしろ、片マヒの治療訓練である。前のような単なる筋肉の廃用性萎縮なら、運動の指示だけして放っていたっていいが、こんどはそうはいかない。マン・ツー・マンでスキンシップもいっぱいある。

発作直後は涙を流すことの多かったSさんに、またあの笑顔が戻ってくるようになった。生活場面では車イスだが、訓練室では歩行器で歩けるようにまで回復したのだ。

依存的関係へのとらわれ

こうして私とSさんの、かなり濃密な関係が一年間続いた。

私は、生活指導員の時の四年半も、理学療法士としての三年間も、入所者とこれほど親密な関わりをしたことはなかった。もともと私は、プライベートでも、互いにあまり深く関わり合うのは好きではないのだが、仕事の上でもそうで、一定の距離をちゃんと保ちつつも〝関係の力〟を信頼し、関係づくりを積極的にしていきたいと考えてきた。

だから、七年半、理学療法士養成校に行っていた期間も含めると十年半も関わっていた特別養護老人ホームを辞めてフリーになり、「生活とリハビリ研究所」を開くときにも、老人たちとの別れにそれほどの感慨はなかったと言ってもいい。我ながらドライだな、と思うほどだ。

だが、Sさんだけは別だった。老人を介護者に依存させてはダメだということ、それはよくわかっているつもりである。「自分がいなかったらこの老人はどうなるのか」なんて思うような状況をつくってはダメなのだ。老人にとって、自分なんかがいなくてもどうにかなる状況をつくってこそ、プロの介護者なのである。なのに、老人を自分に、身体的にも心理的にも依存させ、管理欲や支配欲、英雄主義的心性を満足させている人のなんと多いことか！　にもかかわらず、自分は人の役に立ついい仕事をしており、ヒューマニストであると思いこんでいる心理状態を〝メサイヤ（救済）・コンプレックス〟と言うのである。

福祉の世界、とくにボランティアに特有のこうした心理を事あるごとに指摘し、批判してきた私だが、Sさんだけはそうはいかない。私がいなくなったらこの人は大丈夫だろうか？　と、本当にそう思ったのだ。

急にいなくなるよりは、早めに知らせたほうがいいだろう、と考えて、彼女にだけは一か月も前に、私が職場を辞めることを知らせてみた。するとそれ以来、彼女は私の顔を見ては泣くのである。

〝メサイヤ・コンプレックス〟の罠

三月末に私は退職した。退職は何度もしたが、いつも解放感があるものである。あの解放感は何物にも替えられない。私は「関係づくりのリハビリ」などと訴えつつ、自分では関係から逃げたがっているのかもしれない。だが、今回だけはSさんのことが心残りだ。

四月の末、ホームでは毎年恒例の野外での花見が行なわれる。サクラの見頃は四月の初めだが、まだ外気も冷たいので、全員が外に出るのは四月の末まで待つのだ。ちょうどその頃の広島はツツジが満開である。

私はフリーになってもまだ仕事も少なく、ホームの近くの公園で開かれる花見に手伝いに出かけた。

老人や職員に出会ってあいさつをしつつも、私はSさんの姿を探していた。お嫁さんと二人で並んで弁当を食べているSさんを見つけた。近づいて、「やぁ」と手をあげる。私を見た彼女はお嫁さんのほうを向いてひと言、「ありゃあ、誰かいのぉ」

うーむ、やられた……と思った。老人はしたたかである。お気に入りがいなくなっても、ちゃんと代わりを見つけてやっていく。ドライで、冷たいと言われることさえある私でさえ、〝メサイヤ・コンプレックス〟の罠にはまる。心温かい介護職のみなさんは、特にお気をつけを。

僕らは人間をリアルに見ているだろうか　後書きにかえて

この本は、老人が縛られないため、私たち老人に関わる者が老人を縛らないための、関係についての試論である。

なぜ私が、老人を縛らないという目的のために、人権意識の啓蒙という手段に向かわなかったのかという理由を記しておきたいと思う。

これまでの医療の、身体だけを見、それをメスと化学物質の対象としか見ないという人間観に対しては、さまざまな批判がなされてきた。たとえば、医療の側に対して批判的であることの多い福祉の側や、医療内部の良心的な人たちは、「人権」を声高に訴えている。

だが私はこうした「人権」という崇高な理念を声高に叫ぶことでは、現実はちっとも良くならないと感じている。

まず、医療関係者の人権意識が低いから老人を縛っているわけではない。むしろ、「人権」という理念は、老人を抑制するという行為を擁護さえしてきた。『ベッドから落ちて骨折したらこの人の人権はどうなるんですか』『栄養が足りなくて死に至ることこそ人権を軽んじていることになるんじゃないですか』などと。

こうした、身体とか生命という目の前の現実性の前に、理念としての「人権」は有効に反論などできないのである。


『お年寄りを呼ぶときは○○さん、と固有名詞で。〝おばあさん〟なんてとんでもない』とか『敬語を使え』と、うるさく指導する施設長や指導員がいる。もちろん私は、人を呼ぶときには、苗字に〝さん〟を付けるのがふつうだから、それでいいと思っている。しかし、それでは返事をしない老人がいるのだ。

山本スエさんは、「山本さん」と呼べば、「なんかいの」と答えていた。しかし、そのうち「山本さん」では反応しなくなった。その代わり「伊藤さん」と呼ぶと「なんかいの」と言うのだ。旧姓に戻ったのである。

さらに数年たつと、旧姓でも返事をしなくなり、小さいときから年をとるまでずっと村で呼ばれていた「スエさん」という呼びかけにのみ応えるようになった。

なら「スエさん」でいいではないか。ところがそれでも「山本さん」と呼べというのである。「スエさん」なんて呼ぶのは人権意識が低いのだそうだ。『ボランティアや家族が聞いたらどう思われるか』とまで言う。

ふーん、人権意識の高い割には、世間体ばかり気にするんだな、と皮肉の一つも言いたくなるではないか。

もちろん「スエさん」でいいのだ。自分を孫だと思っている人には「ばあちゃん」と呼びかけていい。まわりが誤解したら、ちゃんと説明すればいいではないか。まわりの人の目を気にするより、老人の表情をこそ見なければならないのだ。彼らの「人権」とは、どこかの抽象的人権でしかない。目の前の爺さんや婆さんの人権じゃないのだ。自分が呼ばれたことさえわからぬ呼称で呼ばれる山本スエさんの人権はどうなるのか。

彼らが大事にしたいのは、目の前の具体的な老人の人権ではなく、彼ら自身の理念でしかないのは明白である。

こんな抽象的できれいごとの「人権」が、臨床という具体性をもった医療の世界を批判できるはずがないではないか。

そうした福祉の世界に比べれば、なにより具体的でリアルに思える医療の世界もまた、人間を抽象的にしか見ていない、と私は思う。

なぜなら、人は、医療がリアルだと思っている個体の疾病によって生きたり死んだりもするが、そうした病気という特殊な時期を別にすれば、人は、関係の中で、関係によって、生きたり死んだりするのである。

従って、関係から切り離して捉えられた身体は、実はちっともリアルではなく、抽象的にならざるをえないのだ。たとえ、「全人的医療」なんて言ってみてもである。

つまり、ヒトを関係から切り離した個体の理論という点では、医療も、人権を訴える側も変わらないのである。人権という概念も、医療の人間観も共に、近代個人主義という、抽象的人間観を前提としているのだ。「人権」を訴えることの無力さの根拠はここにある。


この試論が、私たちと老人を、こうした抽象的存在から、そこで私たちがイキイキし、そこで私たちが崩壊するに至ることさえある、関係的で、だからこそ本当に現実的で具体的な存在を取り戻すために役立つことを願っている。

一九九七年三月　三好春樹

本書は２０１８年11月、雲母書房より刊行された原本に修正を加えず復刊したものである。

三好春樹（みよし・はるき）
1950年、広島県生まれ。特別養護老人ホームに生活指導員として勤務後、31歳で理学療法士の資格を取得。35歳で独立し「生活とリハビリ研究所」を設立。近年は、生活リハビリ講座を全国各地で主催する傍ら、年間100回以上の講演活動を行っている。一般社団法人「考える杖」代表理事。主な著書に『実用介護事典』『完全図解 新しい介護』（講談社）、『介護のススメ！』（ちくまプリマー新書）、『認知症介護』『ウンコ・シッコの介護学』（円窓社）ほか多数がある。

シリーズ考える杖　**関係障害論**　<新装版>

発行日……2023年4月10日　初版第1刷発行

著　者……三好 春樹
発行者……茂木 敏博
発行所……株式会社 円窓社
〒189-0011 東京都東村山市恩多町3-39-13-101
TEL／042-306-3771　FAX／042-306-3772
http://ensosha.com

装　幀……有限会社 コーズ
印　刷……モリモト印刷 株式会社

ISBN978-4-910822-02-0